中医药科普读本

第一辑

手掌识病

金敬梅　荆悦／主编

世界图书出版公司

图书在版编目（CIP）数据

手掌识病 / 金敬梅，荆悦主编 . —— 北京：世界图
书出版公司，2019.4

（中医药科普读本 . 第一辑）

ISBN 978-7-5192-5995-2

Ⅰ . ①手… Ⅱ . ①金… ②荆… Ⅲ . ①掌纹—望诊（中
医）—青少年读物 Ⅳ . ① R241.29-49

中国版本图书馆 CIP 数据核字（2019）第 029396 号

书　　　　名	中医药科普读本 . 第一辑 . 手掌识病
（汉语拼音）	ZHONGYIYAO KEPU DUBEN.DI-YI JI.SHOUZHANG SHI BING
编　　　者	金敬梅　荆　悦
总　策　划	吴　迪
责　任　编　辑	韩　捷
装　帧　设　计	刘　陶
出　版　发　行	世界图书出版公司长春有限公司
地　　　址	吉林省长春市春城大街 789 号
邮　　　编	130062
电　　　话	0431-86805551（发行）　0431-86805562（编辑）
网　　　址	http：//www.wpcdb.com.cn
邮　　　箱	DBSJ@163.com
经　　　销	各地新华书店
印　　　刷	吉林省金昇印务有限公司
开　　　本	787 mm×1092 mm　1/16
印　　　张	10
字　　　数	107 千字
印　　　数	1—5 000
版　　　次	2019 年 4 月第 1 版　2019 年 4 月第 1 次印刷
国　际　书　号	ISBN 978-7-5192-5995-2
定　　　价	360.00 元（全十册）

目录

手诊漫谈

手诊的由来和发展 2

望手能诊病的原因 7

实用易学的手诊 9

望手诊病的原则 12

手诊时应注意的问题 22

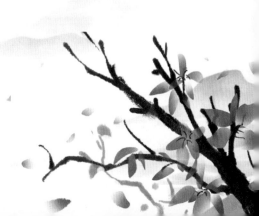

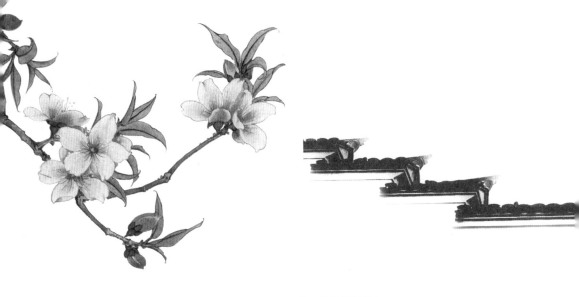

手诊常识

望手诊病的基本要素 28

指甲诊病 31

手掌全息图 45

掌纹诊病 52

手诊治病

呼吸系统疾病 102

急性鼻炎 102

慢性鼻（鼻窦）炎 105

过敏性鼻炎 107

急性咽喉炎 109

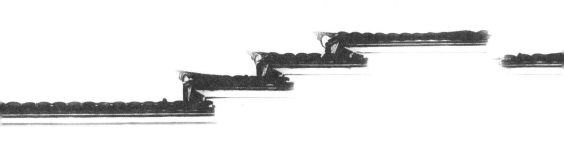

慢性咽喉炎 111

急性支气管炎 112

慢性支气管炎 113

肺气肿 115

小叶性肺炎 117

大叶性肺炎 119

肺结核 120

胸膜炎 121

消化系统疾病 123

慢性胃炎 123

胃溃疡 125

十二指肠溃疡 127

慢性肝炎 129

肝硬变 131

慢性胆囊炎 132

胆囊结石 133

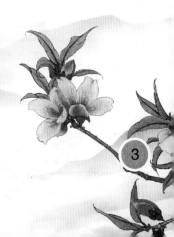

心血管系统疾病 134

高血压病 135

冠状动脉粥样硬化性心脏病 137

隐性冠心病 139

心绞痛 140

心肌梗塞 141

风湿病 142

神经系统疾病 144

头痛 145

头晕 146

神经衰弱 147

其他疾病 149

腰痛（腰腿痛） 149

肩周炎 150

颈椎病 151

皮肤病 152

眼病 153

后记 154

手诊漫谈

SHOU ZHEN
MANTAN

手诊的由来和发展

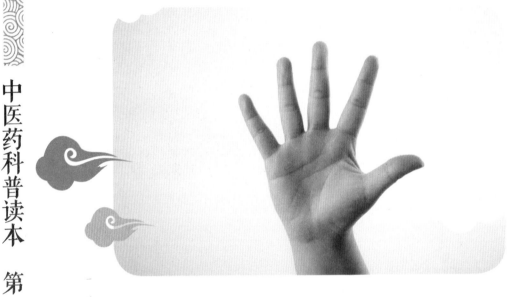

民间自古流传着"从外知内""十指连心""掌中热者腹中热,掌中寒者腹中寒"的认知。这些认知,都说明了观察手掌就可以了解身体的状况,也就是望手诊病,医学上称为——手诊。

手同面部一样,都是常露在外面的人体部位,容易观察,可以说是人的第二张

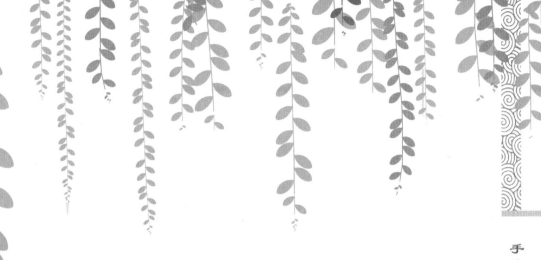

脸。根据中医理论，手同身体各个器官有着功能上的联系，人体的很多问题都可以从手上反映出来，因此望手诊病很早就被人们所重视。古今中外望手诊病的高手有很多，如古代名医扁鹊和华佗。

很早以前人们就发现手部各特异区域，会随着人的健康、情绪的变化而有些微小的改变，并且有一定规律可循。经过反复观察和比较，就逐渐发现了手部的气色形态的变化和身体的疾病健康间是有关联的，从而初步确定手部什么样的变化代表身体出了何种情况，形成了望手诊病的经验。这些宝贵的经验，经过我们勤劳聪明的中国先辈们一代又一代口口相传，再发展到文字、绘图记载，编印成书，使得望手诊病的方法得以长久地流传下来。

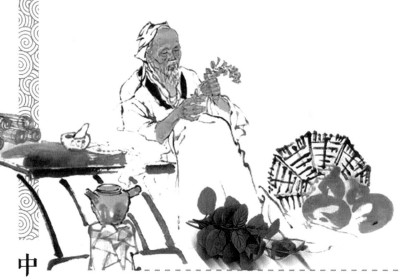

　　《黄帝内经》中也说明了通过观察人的体表特征，可以知道内部脏腑情况，以此推断得了什么病的观点，并且阐述了一些具体的观察方法。

　　唐代王超所著的《水镜图诀》一书中，就有对小儿指纹望法的系统论述。它是针对三岁以下的幼儿的，这种诊病方法在望手诊断疾病上有重要意义。

　　明代杨继洲在《针灸大成》一书中绘制了两个小儿推拿的"阳掌八卦图"和"阴掌八卦图"，此图是望手诊病、治病很好的参考图。杨继洲把掌心、手背按传统文化中的八卦易理

中医药科普读本　第一辑

手掌识病

分成"九宫八卦图",与五脏六腑相联系起来。

到了清代中医学飞速发展,出现了几本诊断学方面重要的专著。如《四诊抉微》《形色外诊简摩》《望诊遵经》等,代表着中医诊断学发展到了一个高潮。

中华人民共和国成立以后,中医诊断学得到党和国家的重视,更进一步地继承和发掘中医诊断学宝库。出版了《中国医学诊法大全》《中医疾病预测学》等著作。

中国历代虽然有许多的"手相"书籍流传,但它们大多偏重于推测演算,也就是算命。不过其中也有些对疾病的叙述是合理的,应当抛

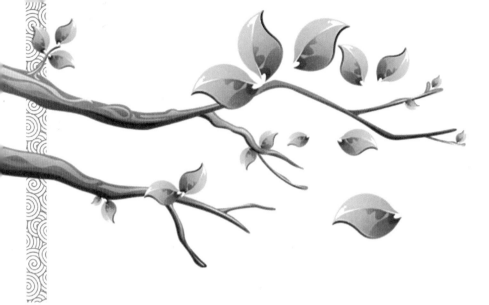

弃其迷信的非科学成分，汲取其中科学合理的部分，既不能全盘否定，更不能全盘照抄。要去其糟粕，取其精华。

望手诊病是望诊医学中的重要内容，它是一种无损伤的疾病诊查、检测的科学方法。手诊诊病种类多达百余种，准确率平均在89%以上。如今，现代医学飞速发展，手诊医学的研究宗旨在于整理发掘古今中外卓有成效的无损伤的诊、治病的方法和经验，作为现代医学科学的一种补充和发展。

总而言之，手诊医学是防病、治病、健康保健的必备知识。掌握了这些知识将会给您和您亲友的健康带来益处。

望手能诊病的原因

手对人有着重要作用，是我们平时使用最多的器官之一。手虽看上去不大，但是为什么能通过观察手型、掌纹和手的某些部位，就可以察觉体内疾病和健康状况呢？虽然现在还没有完全弄清楚望手诊病的机理，但是中医的一些传统理论和现代科学的新观点在一定程度上可以说明手诊的部分原理。

中医学认为，人是一个统一的整体，身体各部分之间在结构上不可分割，在功能上相互协调，在病理上也是相互影响的。俗语说"牵一发而动全身"，所以人体内脏器官功能状态或病理发生改变，是可

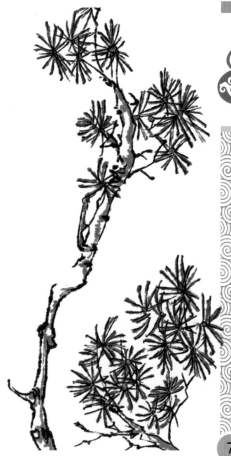

以在手部反映出来的。

我们的手指掌上分布着多达150多万条末梢神经、血管。指掌上的不同部位的末梢小血管的变化情况，在望手诊病方面有着重要的作用。指掌上的手诊部位的气色形态变化反映了机体相应部位脏腑的气血供应状况，是望手诊病的重要的评价指标之一。

根据中医的经络学说，经络联系起来人体的各部分，而经络具有感应与传导功能，所以能将身体一个部位的变化，沿着经络传导到另一个地方，并表现出来。

人双手上有十二条正经的86个经穴和224个奇穴，手部集中了与体内所有器官均有关系的穴位。手掌联结着人体的前部，手背联结着人体的后部各种器官。因此身体内部是否有异常都可由经、穴传递给手的各部位，疾病的信号更会通过神经、血管和经络反映到指掌的不同部位。而指掌上的这种部位的形态改变，其中特异性和规律性的改变，就是手诊的依据。

除了上述的诊病依据，还有生命全息论、肤纹学等理论学说，也能说明望手可以诊病。

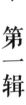

实用易学的手诊

　　人手部皮肤的纹路与生俱来，而一些疾病可能导致手部的褶纹、形态和颜色的细微变化。那么根据手诊的理论方法，望手诊病就能知晓个人的健康状况了。如若发现有疾病异常，也有助于对疾病进一步诊察确定和及早防治。

　　手诊相当于用人来做诊断，因此不需要检查用的仪器设备，更不需要抽血化验之类的手段，只要掌握手诊的理论知识，经过实践，在有良好的光线

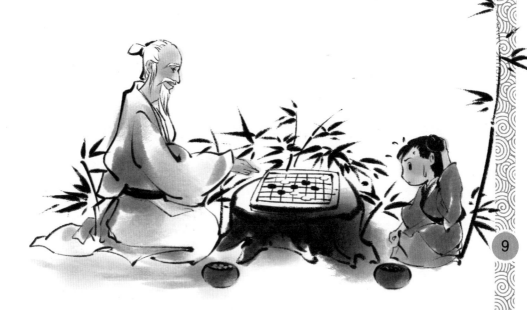

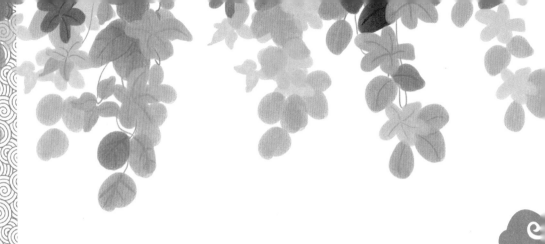

的条件下就可以望手诊病了。不过望手诊病的方法虽然简单易学，但是要想更好地掌握，预测疾病，那么就需要一定的经验和医学知识了。

望手诊病时，各种肤纹特征气色、形态的改变，用肉眼就可以直观地观察出来，一目了然。人们可以随时随地观察比较，及时发现身体出现的问题。

望手可以诊断的疾病种类达一百多种，而且可以得出比较准确的诊断结论。许多研究证明了，手诊是建立在科学分析基础上的判断，是经济适用，经过反复实践验证了的科学方法和技术。水平高的医师诊断的准确率在85%以上。

自古以来，中医就注重治未病的思想，在病还没有完全形成或开始发作前就及时发现与防治。在先人探究、总结出的手诊理论与方法中，有许多诊查未病的内容，所以望手诊病可以超前诊断某些疾病，提出预测意见，及早发现问题并防患于未然。手诊能超前诊断的这一特点，可以为治疗和根除病痛提供宝贵时间，为健康或挽救生命带来珍贵的时机。

人在不同时期得过疾病，会在指掌上留下痕迹，那么在望手诊病的过程中，有时可以通过观察指掌的有关信息，进而可以推断出被诊的人曾经患有的一些疾病。手诊可以了解既往病史的这个特点，对更好地诊断治疗有着非常积极的意义。

综上所述，望手诊病不仅在医院治疗上有重要作用，在日常的保健方面，也意义非凡。掌握好"手部信息"，对人类的健康长寿非常有益。

望手诊病的原则

望手诊病是一种独特的诊断方法，在近几年得到了飞速的发展，可以基本满足、符合中医辨证及西医辨病的要求，但这并不意味着手诊就是完美

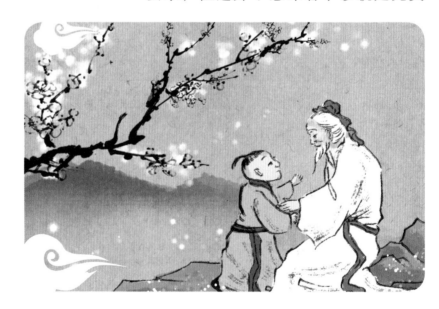

无缺的，不能忽视或不要其他中西医常规的诊断方法，在临床应用时应主要遵循以下原则：

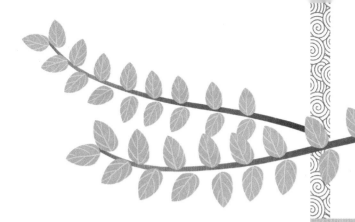

一、要结合其他医学诊法

从中医学角度来讲，手诊属望诊范畴，但毕竟中医有四种诊断方法——望、闻、问、切。因此，手诊能收集到的人的信息量是有限的，在不少情况下，需要同时搭配其他诊法才能准确给出辨证、认病结果，尤其是与切脉相结合。现代科学统计表明，人体的健康或疾病信息有八成左右可以用视觉看出来，但起码尚有两成需要用其他方法收集。因此，中医辨证认病时要四诊合参，尤其是与切诊合参，才能准确而迅速地辨证认病。

古人在实践中有许多体会，值得我们参考、借鉴。

在《内经》中非常鲜明地提出了望色与切脉并重的诊断方法。《素问·移精变气论》中指出："上古使僦贷季，理色脉而通神明。治之要极，无失色脉。用之不惑，治之大则。"僦贷季是黄帝的师爷，岐伯的老师，他有通过望色切脉诊病的本事，能达到"通神明"的程度。在治疗疾病时如果能色脉并重，指导制定治疗法则，就不会出现误治、失治、辨证不明等情况。

后世医家多以此为基础，根据各自的经验加以发挥，如朱震亨在《丹溪心法》中指出："诚能察其精微之色，诊其微妙之脉，内外相参而治之，则万举万全之功可坐而致也。"清代著名医学家喻嘉言在《医门法律》中将色脉合参列为"律一条"，认为："凡治病不合色脉，参互考验。得此失彼，得偏遗全，只名粗工"。从实际情况看，望色、切脉是最难掌握并应用的，但却能比较真实地反映疾病实质。

通常情况下，患者来就诊，让患者伸出应该手诊的手（男左女右）手心朝上伸展开，放在脉枕上，医生一边摸脉一边手诊，了解患者的基本病情，再看一下患者的舌质、舌苔，就能得出正确结果，临床上一般就够了。

若四诊面面俱到，往往就会分不清主次。至于如何进行辨证

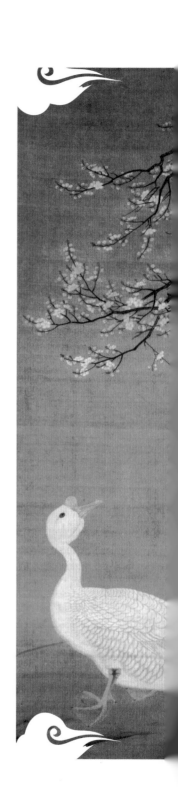

中医药科普读本 第一辑

手掌识病

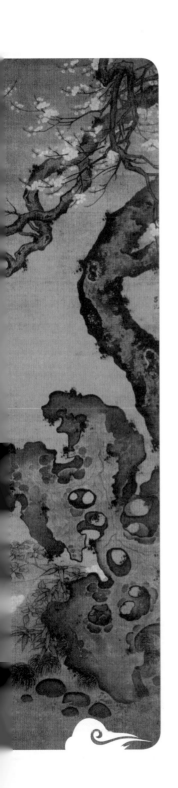

思维，方法很多，按《素问·阴阳应象大论》："善诊者，察色按脉，先别阴阳。"可供参考。在手诊时首先要对患者疾病情况有一个大概的轮廓，是阴是阳，病位浅深、病情轻重以及预后情况等等，然后再仔细观察。对于临床上比较复杂的病症，需要结合其他诊法，四诊合参，系统全面地收集临床辨证资料，综合分析，以免耽误病情。

另外，因为手诊实践经验的关系和临床上疾病表现的复杂性，手诊征象有时存在着与症状不符的情况，或者手诊干脆存在着症状诊断（指主症）差的问题，这对中医辨证并无影响，但对诊断病名有困难，实际应用时要适当结合问诊。

手诊结果出来后，需要向患者讲述情况，证实手诊结果的正确与否，争取患者的配合，发现一些手诊征象中手诊与主观感觉的对应关系，相符的部分一般不用再考虑，不符的要认真考虑，找清原因。有些患者有严重的糖尿病、肝病、哮喘病等，患者来诊时医生很容易"闻"到"听"到异常气味和声音，故闻诊和听诊在不自觉中就加以应用了。

手诊与其他中医诊法在临床上的配合情况大致是这样的，这不是机械教条的东西。我们并非是排斥其他诊法，而是为了更快更准确地诊断疾病。临床运用时要灵活掌握，如患者来诊时哮喘比较明显，就为手诊有目的观察提供了线索。

手诊用来进行西医诊断相对比中医辨证容易些，在气色形态学派中，只要找到正确位置，诊断起来就会容易许多。

但是，手诊这种方法，现在仍在探讨研究阶段，故没有法律效益。同时，诊断的水平，主要受

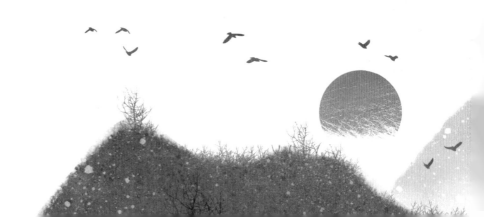

医生熟练程度、个人经验、医学素养及其他一些自身条件的限制，甚至是个人"灵感"等等，在应用时的准确程度是有差别的，这就要求我们在手诊的同时，要结合西医的辅助检查，以验证手诊的正确性。西医的辅助检查如B超、X光、化验等，是西医诊病的主要手段，虽然有其不足之处，但却意义重大。在手诊时要结合实际情况，灵活运用。

手诊时若发现是一般的常见病，如高血压、胃炎、神经衰弱等，手诊征象无恶象，患者近期变化不大，曾做过相应检查，一般积极治疗就可以了。

手诊有不良征象，患者自觉征象不明显或有轻微症状，具有不良征象的部位又是恶性病变好发区，如胃、肝等，要马上配合辅助检查，排除恶性疾病。

在治疗过程中，手诊征象若有明显变化，要及时进行检查。一般来说，手诊结果应与辅助检查结果相同，若出现不适现象，要及时分析，找清原因。

二、在整体观点上认病辨证、分清主次

在手诊时，注意从整体观点的角度去进行中西医诊断，是十分重要的。

整体观念与辨证论治是中医学术的两大特点。

中医学非常重视人体本身的完整性、统一性及其与自然界的相互关系。中医认为人体是一个有机的整体，构成人体各个组成部分之间在病理上是相互影响的，在结构上是不可分割的，在功能上是相互为用、相互协调的。同时也认识到人类生活在自然界中，人体的生理功能和病理变化在不断地受到自然界的影响，人类在能动地适应和改造自然的斗争中，维持着机体的正常生命活动，这是整体观念的基本内容。

人体是一个有机整体，是以五脏为中心，通过经络气血与四肢、器官联系。体现在生理上，脏腑与皮、肉、

脉、筋、骨等形体组织以及口、鼻、限、舌、前后阴等五官九窍之间存在着有机联系。在病理上，一个脏腑、器官失调，其他器官也会受到影响。如长时期患有慢性胃病，往往致手掌颜色浅谈，这是久病"气虚"。如肝有病，手诊时除肝区有相应反应外，根据中医理论，"知肝传脾"，其消化功能也多受影响。

这都是中医整体观念的具体例子，这就要求我们在手诊时要用整体的、联系的观点去观察疾病，才能做到辨证、诊病正确，才能有效地治疗疾病。这虽然是手诊中医辨证时的原则，但是进行西医诊病时也要遵循这个原则，如头痛一症在手诊上出现时，可以由多种原因和疾病引起，如感冒、脑血管病、高血压、脑肿瘤、青光眼、慢性鼻炎都可以引起，在临床诊断时要综合考虑，才能

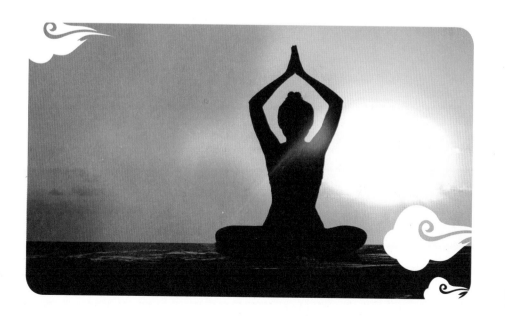

作出正确的诊断。在作结论时，也要综合考虑自然界的变化，自然界变化会影响到人体，自然也会影响到手诊征象。

辨证论治是中医学的另一基本特点。所谓"辨证"就是将诊法中所收集的有关疾病的各种现象和体征，加以分析、综合、概括，判断为某种性质的"证候"。"诊治"又叫施治，是根据辨证结果，确定相应的治疗方法。辨证论治是诊治疾病过程中，理论与实践相结合的体现，是指导中医临床工作的基本法则。

"证"与"症"的概念不同。"症"就是症状，是病人因疾病而产生的异常表现和感觉。"证"是机体在疾病发展过程中的某一阶段出现的各种症状的概括。

中医诊病有两个要求，一是辨证，一是认病。但临床上有时有一定难度，因为中医诊断现在多以症状诊断为主，有时会给辨证认病带来困难。特别是手诊时，通常是中医辨证易，但认病较难。如感冒，一开始手诊征象，通常与中医中的"咳嗽"病的手诊征象区别不大，这就要综合其他诊法才行。

有时"症状"与诊断结果会有"矛盾"，这种情况在利用手诊行西医诊断时也同样存

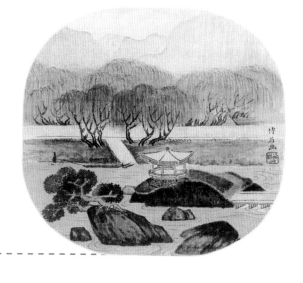

在。虽然与中医辨证认病的概念不同，但也有相似的情况。如上文所说的，头痛手诊时很容易观察到，但头痛可能是由多种疾病引起的，具体下西医诊断时就不能局限于症状。腰痛也是如此，肾炎、肾结石、腰椎病、腰肌病、妇科病都可以引起腰痛，在诊断时要区别病、症、证，分清主次，这样才能诊断正确。

总而言之，在手诊时，要在整体观念的指导下，分清主次，全面分析，才能得出较准确的中西医诊断结果。

手诊时应注意的问题

一、环境温度、湿度

应尽量满足室温（25℃）及湿度适中的环境。因为温湿度对手部气色有明显的影响，特别是初学者应尽量避免环境干扰因素。但不一定那么严格，许多情况下并不是都能在门诊诊室中手诊，把环境因素对手部的影响考虑在内，也同样可以得出正确的手诊结果。

二、环境光线

光源是决定人视觉的主要因素之一，望手诊病主

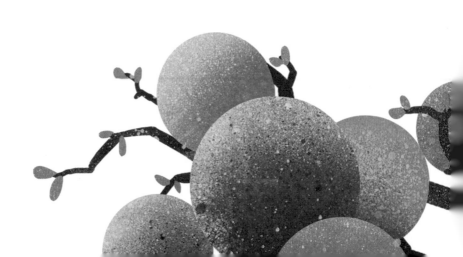

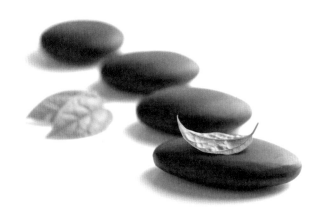

要是靠视觉来收集征象资料，因此，光源即手诊时的环境光线是手诊效果的主要外界因素。

光源的色彩，对颜色有决定性的影响，光线过强、过弱或使用人工照明，都会影响望色的准确性。例如，一般白炽灯和手电筒灯光,偏红黄色，而日光灯光的颜色较青白。就是自然光，也因早晚、阴晴、四季的不同而有色调的变化。早晚则偏于红黄，阴天则偏于青蓝。此外，周围环境有色物体的反光和透光，也会使观察对象蒙上一层环境色彩。望色时，如不考察这些客观条件对望色结果的影响，往往难以做出正确的判断。

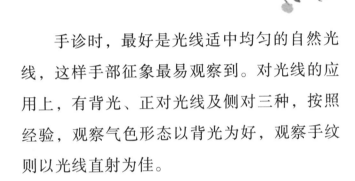

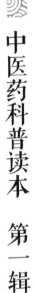

手诊时，最好是光线适中均匀的自然光线，这样手部征象最易观察到。对光线的应用上，有背光、正对光线及侧对三种，按照经验，观察气色形态以背光为好，观察手纹则以光线直射为佳。

三、对医生的要求

医生要以科学的态度对待病人，心宁气定，态度和蔼，诊察时要认真仔细，才能够从看似"差不多"的手掌中，发现那些极易被正常人忽略的手部征象，从而作出正确的判断。

中国古圣先贤有许多关于望手诊病的深刻体会和论述，可供参考。

《望诊遵经》在总结前人论述的基础上，专列"望色常宜定静"，指出："望色还须气息匀，更待伊人心志定……医家看视宜恬静……神凝志一，始能融会贯通，理明义精"。

在《灵枢·五色篇》中有"积神于心，以知往今，故相气不微，不知是非"的论述，要求医生在望手诊病中，只有"积神于心"，才能"知往今"，了解疾病的变化过程。如果观察时不注意微小的变化，就不会得出正确结论。

以上可以说是望诊的心得和明论。在做好上述"调整"工作后，对诊断的结果，要简洁明白地在不违反医德规范的情况下，向患者讲述。不应武断草定，危言耸听。许多所谓的"相士"给人看手相时常信口胡诌，如"你几年后会得大病""你必定长命百岁"等，这在严谨的手诊中是最忌讳的，手诊时讲话、用词一定要慎重，避免给患者造成不必要的心理负担，这是有关医德医风的大问题。

在不违反医德医风

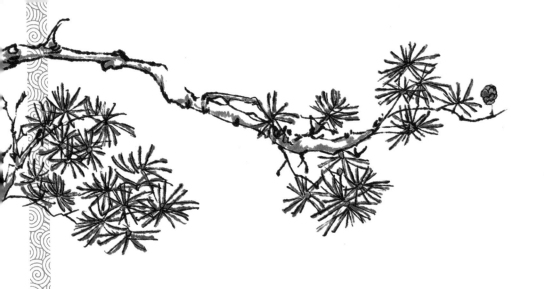

的情况下，向患者做较详细的解释工作，将手诊观察到的发病原因和现在应有症状、病程、预后等介绍给病人，同时从中得到了修正，全面正确的认识病情，也争取了患者的信任，调动了患者的积极性，这是十分必要的。

根据情况，再作一些相应检查。手诊对医生的要求大致如此。

四、患者方面

患者在手诊时应稳定情绪，端正求医态度，不要期求过高或将望手诊病视为儿戏。尽量将手保持"自然"状态，即干净、整洁、不修饰（女士手诊前请勿用化妆品），要积极配合医生的检查，认真倾听医生对病情的分析，在医生作完叙述之后客观地作出必要说明补充，以供医生修正或证实手诊结果之用。

手诊常识

SHOU ZHEN
CHANGSHI

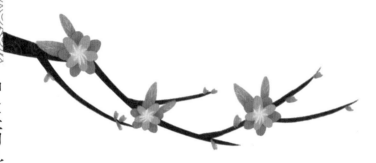

望手诊病的基本要素

手诊有两个基本程序，同时也是最基本的要素，即"位"与"相"。

一、位

"位"是望手诊病时应该观察的手的部位，这是望手诊病的首要问题。进行手诊时首先要考虑观察哪只手，一般来说，应是"男左女右"。

其次是确定手上的具体观察部位。具体观察的部位，因为流派、目的不同，其具体部位各异，也可以是手掌、手指、手背或指甲。

从实际情况来看，中国传统气色形态学派的"位"较难具体掌握。往往是手图上位置很容易记清，但实际观察时却容易搞错位置，稍一粗心，位置一错其反映的内部脏器意义就全错了。因为手掌要反映、画出人体的主要部分，其"比例"是很难掌握的。但又必须要掌握，这是手诊结果是否正确的第一个要素。

要想解决这个矛盾就需要在有人指导的情况下，多实践，多动手操作，一般就能单独手诊了。

在无人指导的情况下，可试着以病对位。既知道某人患什么病，又知道此种疾病的手诊问题，

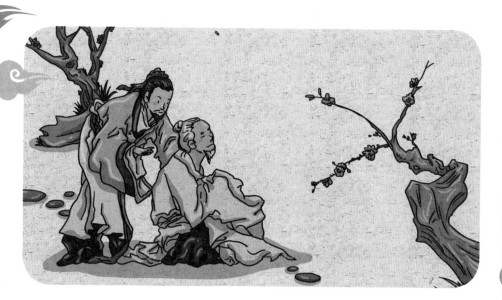

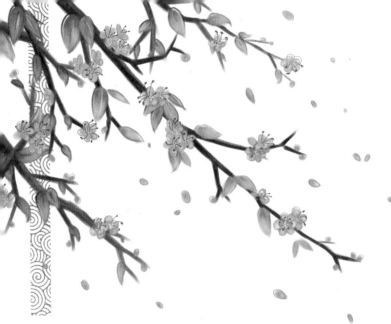

实际对照几例就可以了。

二、相

根据《辞梅》的记载，相的意义可以理解为："观察手所反映的实质过程。""相"就是指具体望手时所观察的能反映人的健康或疾病情况的内容。这个内容因为流派不同，其具体内容大相径庭。手纹医学主要观察手掌纹线的形态、走向等。手型学派则以观察手型、指型以及指甲形态为主。气色形态学派以观察手掌皮肤颜色、形态为主。

总而言之，不论是什么样的手诊方法，不是观察颜色，就是观察形态。

指甲诊病

指甲是手指第一节背侧上的一片角质结构，是皮肤的衍生物。指甲由甲根部的甲母组织产生，指甲生长的营养由甲床上的血管供应。指甲的大小约占手指末节的一半，长 × 宽 × 厚≈ 10 ~ 15毫米 ×10 ~ 17毫米 ×0.3 ~ 0.37毫米。其结构包括：①甲板：透明无色的角质板；②甲床：甲板底下的结构；③甲沟：

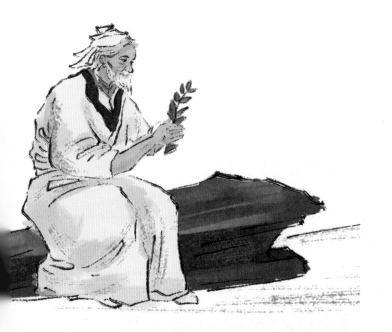

指甲与指上皮肤相邻的部分；④甲游离缘：指甲末端；

⑤甲根；⑥甲半月弧，又叫健康圈（图1）。

甲游离缘 —— 甲床（甲板之下）

甲板 —— 甲沟

甲半月弧
（健康圈） —— 甲根

图 1　指甲的结构

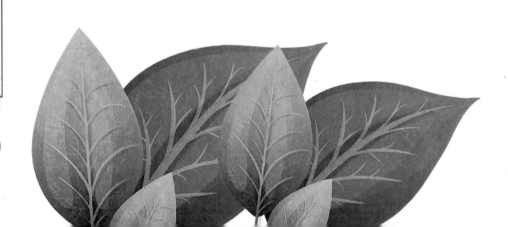

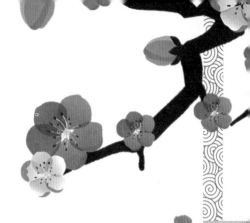

正常指甲的外观应该是：

1.外表红润、坚韧且略呈弧形。

2.有光泽。

3.压其指端甲板，甲板呈白色，放松后立即恢复红润。

4.甲板上无明显纵纹或横沟。

这些特征说明机体经络通畅，气血充足。从中医角度上讲，指甲属筋，是肝胆脏器外在变化的窗口，而肝又有存贮和调节血液运行的功能。微循环理论亦认为：从指甲的微循环变化里能了解机体血液循环的状况。

最好在自然光线下观指甲诊病，被检查者自然、放松地将手放在诊桌上，指甲朝上，掌心朝下。医生的眼睛距指甲1尺左右。检查内容包括：甲板，甲半月弧，甲床，指甲形状、厚薄、颜色，有无纵纹、斑点、横沟等。

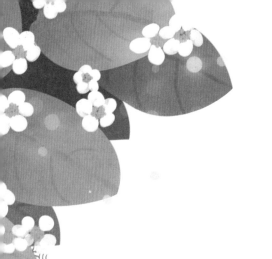

中医药科普读本 第一辑

手掌识病

一、观察指甲颜色诊病

指甲的颜色包括指甲本身的颜色，也包括甲板下的血色。下面介绍七种常见病色。

1. 白色

又分全白、点状白、线状白。

（1）全白

指甲出现全白的原因主要有：

①气血不足或血虚，这种白色为淡白或苍白，如贫血或营养吸收障碍的病人，多半是手术后的病人，或月经过多的经期女性有这种状况。

②指甲白且软萎，压之无光华，多见于肝血不荣、元气亏损及脾虚症。

③指甲白如蜡色，多见于各种出血病的晚期，如上消化道出血、肝硬化致食道静脉曲张破裂、妇科子宫大出血。

④指甲苍白且指甲肉消瘦，手心寒凉，多见于脾胃虚

寒，如慢性痢疾、慢性结肠炎。

（2）点状白

指在甲板上出现 1 个或数个白点，这种状况出现的原因有五种：缺钙、体内寄生虫、习惯性便秘、神经质、体力透支。

（3）线状白

指甲的两条横贯白色线条与甲半月弧平行。出现的原因有五种：肝硬化、心肌梗塞、铅砷中毒、肾炎、低蛋白血症。

2. 黑色

（1）甲板下或指甲周缘甲沟显黑色，说明有绿脓杆菌感染。

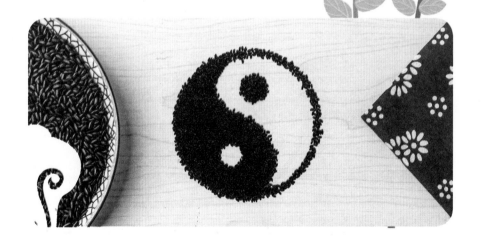

（2）内分泌疾患，如阿狄森氏病、消化道息肉，指甲显黑色。

（3）维生素 B_{12} 长期缺乏或长期接触煤焦油，指甲显黑色。

（4）肿瘤倾向：在手大拇指和脚大拇指的指甲上出现雀斑状或一片片的黑色、褐色，同时指甲周围也出现黑色或褐色，此时应考虑黑色素瘤。还有一种情况是指甲根部长出数根黑线，通常长到指甲中部。但是不能一看到指甲长出黑线就断定患了癌症。因为正常人亦可出现生理性黑甲，如果是癌症还应有别的迹象或症状，千万不可仅凭这一点就诊断患了癌症。

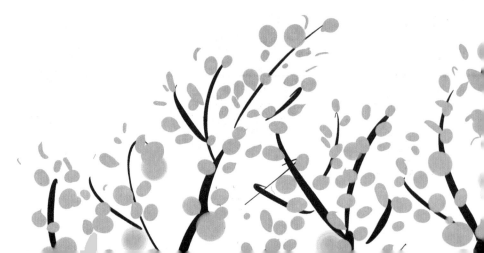

3. 红色

（1）紫红或深红，代表心脏供血不好或脑血栓前兆，加上口唇青紫更是心脏缺氧的标志。

（2）鲜红，提示有皮肤病，如麻疹或湿疹。

（3）指甲端呈红色或粉红，而甲根部一半呈玻璃白色，提示有慢性肾衰。

（4）指甲前端出现红色带，表示有胃炎或心脏瓣膜病变。煤气中毒后亦可出现深红色。

4. 黄色

指甲变黄同时变厚，可能得了以下疾病：

（1）肝病，如黄疸性肝炎（同时白眼球出现黄色）。

（2）胡萝卜素血症。南瓜、橘柑等含维生素 A、黄色素，人若食用过多，造成人体内胡萝卜素增加，沉积在指甲

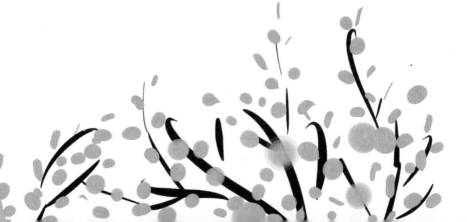

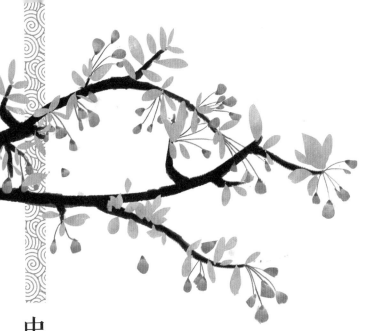

和皮肤上，表现出黄甲。

（3）甲状腺机能衰退。

（4）长期服用四环素类药物。

（5）真菌感染指甲。

5.蓝色

（1）白喉。

（2）急性肠道传染性疾病。

（3）药物中毒或过敏。

6.青色和紫色

（1）急腹症病人，指病人突然出现腹痛、腹胀情况。

（2）先天性心脏病患者，指甲呈青紫色。

7.灰色

霉菌感染致指甲营养不良，呈灰色，俗称"灰指甲"。

二、观察指甲形态诊病

1.长指甲与窄指甲

长指甲是指甲占末节手指长度的 3/5；窄指甲的长度与长指甲相似，但宽度更窄，为长指甲宽度的 1/3。

长指甲者易患感冒和抑郁症；窄指甲者易患心脏病，腰、颈骨质增生。

2.短指甲与宽指甲

短指甲占末节指骨的 1/3，半月瓣较小，常陷

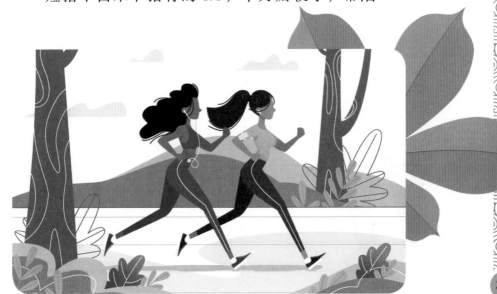

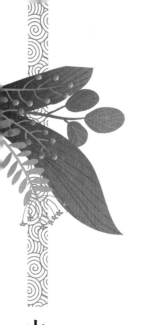

于甲皱肉内；宽指甲甲面横宽，比短指甲横宽更为明显，尤其甲部顶端。甲根部凹陷，半月弧扁长，甲色正常。

短指甲者体格健壮，但性情暴躁，易患肝病和高血压。短而方且没有半月弧者易患心脏病。宽指甲者易患甲状腺疾病和性机能低下。

3.大指甲与小指甲

大指甲长度超过末节指骨的 1/2，手指细；小指指甲长度小于末端指节的 1/2。大指甲者易患咽炎、支气管炎，小指甲者易患不孕症。

4.圆指甲

甲面呈半圆形者易患偏头痛。

5.方指甲

指甲长度比例基本相当，甲板上若出现红斑、甲床呈红紫相间，则可能患有心脏病。

6.三角形指甲

易患脑中风。

7.贝壳形指甲

易患脊髓病变、结核瘤。

8.指甲甲板纵线与纵嵴

指甲甲板上有数条明显纵线形成脊形

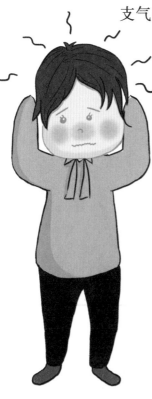

称之为纵嵴，纵线或纵嵴是机体衰老的象征。病理性纵纹或纵嵴的病因如下：

（1）神经衰弱。

（2）体力透支。

（3）免疫功能差，如反复上呼吸道感染、支气管炎。

9. 指甲横纹

甲板表面出现一条或数条横向凸起的称横纹，是心肌梗塞病人发作的先兆。此外，维生素 A 缺乏症、肝病病人也有这种横纹出现。

10. 指甲纵沟

深浅不等的纵纹形成沟状。病因：

（1）内分泌疾病，如糖尿病。

（2）免疫系统疾病，如银屑病、类风湿性关节炎。

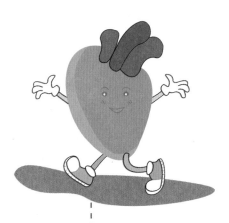

（3）肝病、贫血等。

11.指甲横沟凹陷深几毫米形成沟状

病因：

（1）麻疹。

（2）心脏病。

（3）营养不良。

（4）多数指甲出现横沟表明：患猩红热、伤寒、糖尿病，或是药物中毒。

12.匙状指甲

指甲形如汤匙。病因：

（1）贫血。

（2）胃病。

（3）缺乏维生素。

13.扁平指甲

表明消化不良，如慢性胃炎。

14.全指甲凹陷

在高原工作的人多半会出现这种情况，

按中医解释是因肝血不足。

15. 软指甲

甲板变软、变脆，呈现半透明状，易纵裂破碎，慢性胃肠道疾病造成的体虚、营养不良是主要原因。

16. 指甲自裂

指甲长出指尖的部分无故自裂原因多是糖尿病、高血压。

三、观察指甲半月弧诊病

1. 半月弧超过指甲长度的 1/5 表明：

（1）高血压。

（2）中风病人先兆，其表现往往是半月弧突然变大。

2. 半月弧过小或不明显，表明脑软化症，胃、十二指肠溃疡。

3. 十个手指甲均无半月弧，表明贫血、低血压、神经衰弱。

4. 半月弧偏斜不正并呈现粉红色表明营养吸收不

好，或体力消耗过大，导致机体抵抗力下降。

5.半月弧异常颜色：蓝色为风湿性关节炎、心脏病、雷诺氏病；淡白色或淡红色为贫血（图2、图3）。

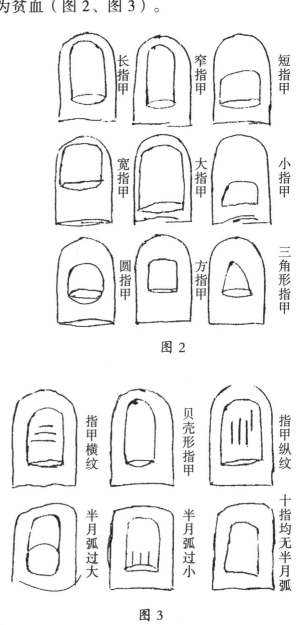

图2

图3

中医药科普读本 第一辑

手掌识病

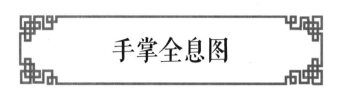

手掌全息图

手掌全息图（图4、图5）是在临床上实践与研究的基础上，总结的一些成果绘制而成的，提供给大家在实践中参考。

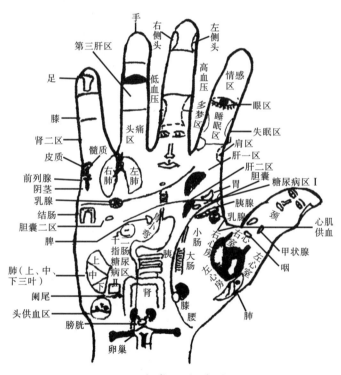

图4　手掌全息诊病图

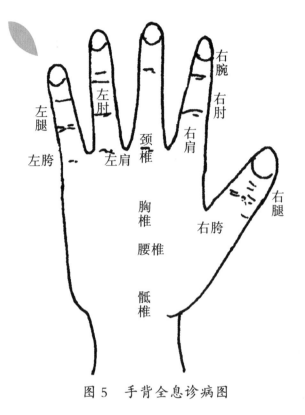

图 5　手背全息诊病图

一、心血管反映区

1. 大鱼际处，中央 2/3 区。

2. 虎口区近桡侧。

二、脑血管、神经区

1. 中指第三指节及指根部，头（脑干），桡侧高血压区，

左腿

左胯

左肘

左肩

颈椎

胸椎

腰椎

骶椎

右腕

右肘

右肩

右胯

右腿

尺侧低血压区。

2.食指第三指节（掌面），桡侧失眠区，尺侧多梦区。

3.拇指第一指节（掌面）。

三、肺、气管区（包括咽部）

1.肺、气管在环指与小指区（一部分）下部。

2.大鱼际，心血管区外侧部。

3.咽区

（1）食道区上部。

（2）大拇指掌指关节处，正中偏下一点。

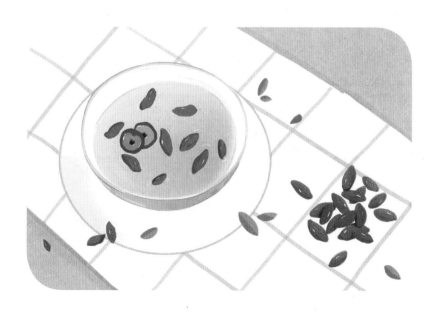

四、内分泌区

1.甲状腺区在拇指一二指节处靠桡侧，食道区在尺侧。

2.糖尿病Ⅰ区，在虎口区偏大鱼际线处起端。

3.糖尿病Ⅱ区，属小鱼际处，与小指和环指之间垂线相交，邻近血瘀区。

4.肾上腺区、第二肾区，在小指的掌指关节处，偏内侧。

五、消化系统

1.肝胆系统

（1）远端横纹线在食指根部为肝情绪区。

（2）近端横纹线与大鱼际线起端夹角处为肝胆主要分布（与西医解剖、生理相一致）区。

（3）小指与环指之间垂线与近端横纹线交点处下缘为胆结石区。

2. 胃、十二指肠区

（1）近端横纹线起端处。

（2）手掌正中，中轴线上。

3. 食道区

在胃区上边（正中胃区）。

4. 大、小肠

胃区（正中）下处。

5. 肛门区

主要在腕部正中及拇指掌侧指尖部。

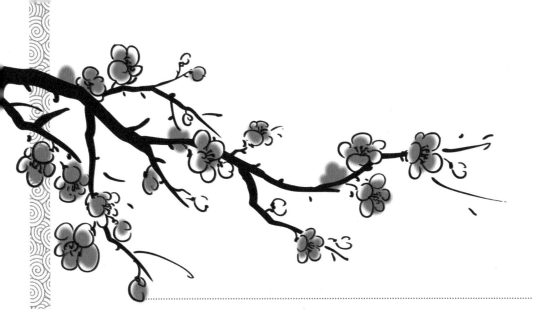

6. 胰腺区

在十二指肠下面，胆结石区旁侧。

六、泌尿系统（包括女性乳腺区）

1. 中指垂线在手掌 1/4 处两侧为肾脏区；小指第三指节区为肾脏第二分区；输尿管与膀胱均在肾附近。

2. 男、女生殖区有两处，手腕正中上 1/5 处及小鱼际下 1/3 处，为第一生殖区（最主要的）；第二处在小指根部性线区。

3. 女性乳腺区：

（1）环指正下面与远端横纹线交界处。

（2）心肌供血区外上侧。

七、脊柱、四肢区

1. 脊柱在手背中指轴线上第三掌骨这一区域（颈、

胸、腰、骶、椎）。

2. 腰

（1）第三掌骨（背侧近腕骨处）。

（2）大鱼际近腕部，大鱼际线的近尾端。

（3）远端横纹线起端部分。

3. 肩区、胸椎

肩区在食指根部偏桡侧（掌面）。胸椎，手
背中指脊柱区，颈椎下面，大鱼际最外侧。

4. 颈椎区

大拇指：

（1）二指骨桡侧。

（2）手背第三掌指关节相交处区域。

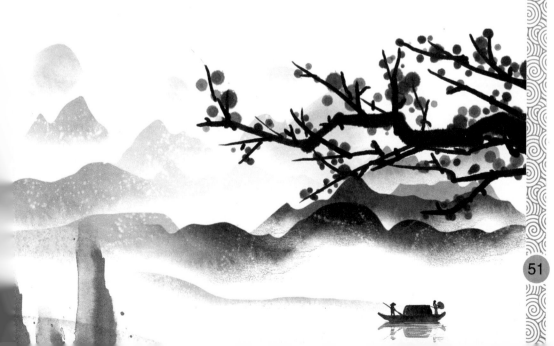

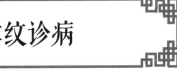

掌纹诊病

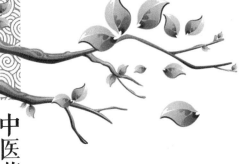

手掌识病

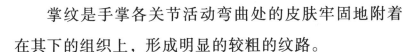

一、观察掌纹诊病的生理基础

掌纹是手掌各关节活动弯曲处的皮肤牢固地附着在其下的组织上，形成明显的较粗的纹路。

掌纹的出现从遗传上来说是一种多基因性状，既受到父母的基因影响，又受到发育过程中内外环境因素的影响。掌纹的这种遗传和可变性，加之人的整体和全息性的特点，必然会使掌纹的各种形态特征包含了体内脏腑生理和病理改变的信息，这就是观察掌纹诊病的基础。

掌纹是由单基因决定的，并且存在着单基因遗传。虽然这一研究成果还没有最后定论，但这对人的掌纹是由多基因遗传这一传统观点发起了挑战。掌纹是与人的健康、智商有着密切的联系。这一观点更证实了观察掌纹诊断疾病的科学性。在临床上我们发现：为什么父女、母子之间的遗传和健康状况相同，在掌纹上亦有相同表现？我们可以大胆推论：这个单基因遗传就是由染色体不同所导致的，简单地说，掌纹的区别是由性别基因决定的。

二、主要掌纹的生理意义

主要掌纹指三大掌纹（图6）。

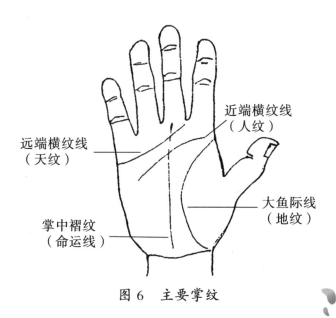

图 6　主要掌纹

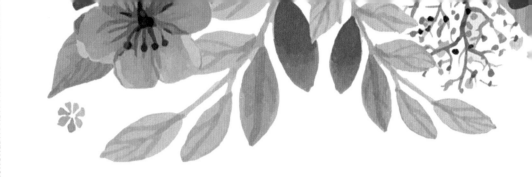

1. 大鱼际线

又称地纹、生命线。它是因为靠手的大鱼际区而得名,由虎口中央起点,呈弧形,到掌腕褶终止。

健康的大鱼际线标准:

起源于虎口中央,弧形大,线条深刻明显,清晰不断,呈粉红色,逐渐变细。

需要澄清的概念:

第一,大鱼际线的长短与寿命的长短无正比关系。"生命线长就是长寿,生命线短就是短寿"的说法是无稽之谈。经科学证明,在 1952 年就已否认了这个荒谬迷信的说法。

第二,大鱼际线断裂不一定是严重危病或大祸临头的信号,反之患重病、危病者,大鱼际线有变异,但也可能不断裂,它的变化需要结合其他掌上信息的变化进行综

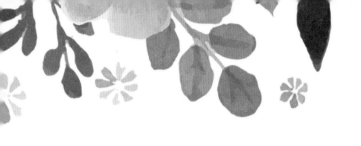

合的分析、判断。

生理意义：

（1）表示一个人性格的急慢和精、气、神的强弱。

（2）表示一个人是否生大病或发生意外危险。

（3）表示一个人做过大手术。

（4）表示一个人的身体健康状况，即先天发育好坏和遗传素质的优劣。

2. 近端横纹线

又称小鱼际线、头脑线、人纹。起点与大鱼际线稍分开，或在一个位区，在掌心向尺侧近心处横斜而行，纹线逐渐变细终于小鱼际处。

健康的近端横纹线标准：

明晰，粗深，色泽红润，略向掌心弯曲的弧线，断裂，无病理纹。

生理意义：

（1）表示一个人的思维、记忆力。

（2）表明血管、脑神经能正常运行的调控能力。

3.远端横纹线

又称天纹、心脏线。靠近指根部。

健康的远端横纹线标准：

深刻，清晰，连贯无断裂，颜色红润，近心侧可有小分枝，末端不可短于抵达中指中心垂线。

生理意义：

反映心血管状态。

4.掌中褶纹

又称玉柱线、副神经线、命运线，但这条纹有的人可能没有。掌中褶纹走向由腕的正中部位，沿中指平分垂线向上至中指根掌丘处。

健康的掌中褶纹标准：

掌中褶纹色泽良好、纤细无中断。

生理意义：

反映人的精神、心理状态。

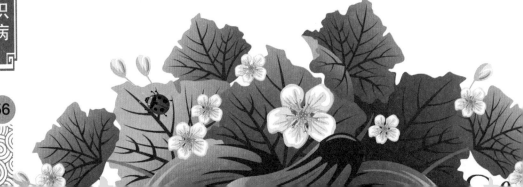

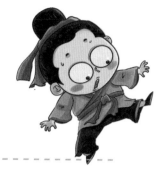

三、辅助掌纹的生理意义

常见的辅助掌纹（图7）。

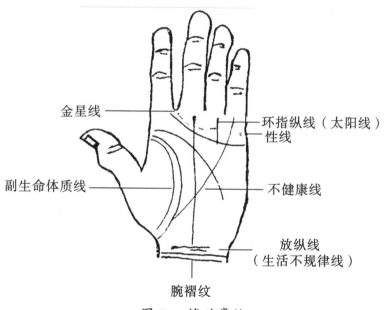

图 7　辅助掌纹

金星线
环指纵线（太阳线）
性线
副生命体质线
不健康线
放纵线（生活不规律线）
腕褶纹

1. 不健康线

由大鱼际线斜向小指根部。一般多数健康人无此纹，

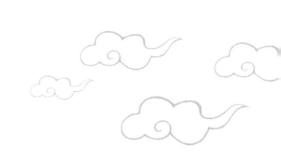

身体不健康的人才有此纹。

生理意义：

表示身体不健康或患有疾病，尤其是呼吸系统和消化系统有病，以及有肿瘤风险的人。

2. 环指纵线

又称太阳线，是在无名指根掌丘上的纵向褶纹，可以有多条。

生理意义：

表明心理、情绪状态的好坏，反映脑血管调节情况。

3. 金星线

又称过敏体质线。在手掌第二到第四指间的呈弧形的褶纹；以清晰不断的弧形纹为最好。

生理意义：

反映中枢神经功能，肾、免疫功能，生殖

功能。

4. 性线

在小指根掌丘尺侧缘的几条短的横褶纹，汉族人多数有 2 ~ 3 条。该线以清晰、深刻、颜色淡红者为佳。

生理意义：

反映生殖功能的强弱。

5. 放纵线

位于小鱼际，横向分布在手颈部上方，可穿过大鱼际线，是呈散乱粗糙的短分枝褶纹，健康人没有此纹，放纵线是一种病理纹。有不良嗜好者才有此纹。

6. 障碍线

穿过各主要掌纹或辅助褶纹的一种病理掌纹。障碍线是机体脏器出现功能障碍的表现，特别是

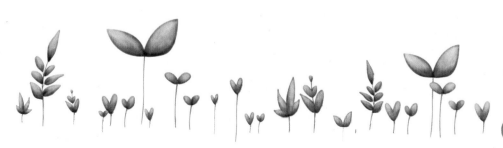

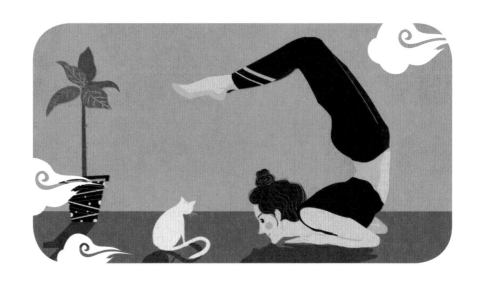

心、脑血管病变的标志。

7.副生命体质线

指大鱼际内侧出现的一种掌纹，因它紧贴在大鱼际线的桡侧而得名。健康人往往有此线。

生理意义：

表明人的身体强健、肾气充足、精神饱满，且身体调节性强，具有患病后很快恢复的能力。

8.腕褶纹

指掌近端腕处的横褶纹。健康人应有此纹。健康腕褶纹的标准：清晰、不中断、完整，以掌底肌肉厚实为佳。

生理意义：

生殖机能旺盛，精力充沛。

以上的辅线为常见的，加上我们上述的几

大主要掌纹，作为学习手诊所需要的掌纹知识都已叙述到。在此需要补充强调的是，"不健康线"在多数手诊书中都被称之为"健康线"。但它的生理意义是表明身体不健康状况的，很容易被误解，所以本书还其真实面目，称其为"不健康线"。

四、掌上常见的生理、病理符号

请参阅图8、图9。

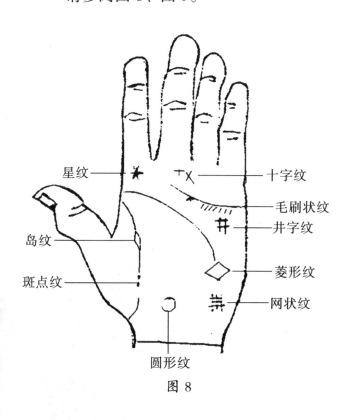

图 8

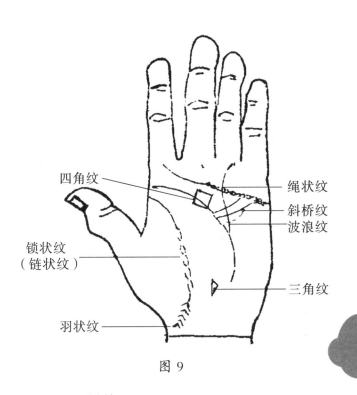

四角纹

绳状纹

斜桥纹

波浪纹

锁状纹
（链状纹）

三角纹

羽状纹

图 9

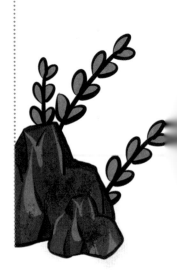

1. 星纹

由三条或三条以上短褶纹相交而成。

病理意义：突发急病，多是心脏原因引起的猝死；脑外伤。星纹出现在大鱼际、小鱼际和远端横纹线中指根部时，易发生上述危险。也表示供血不足或炎症。

2. 十字纹

可变异为"X"型纹。两条短褶纹互成直角相交而成。例如在中指指根下部区域出现两个十字纹。

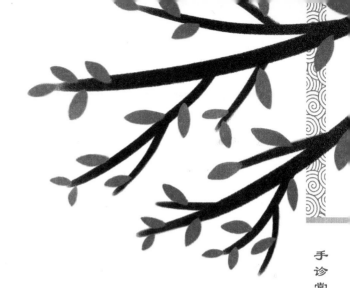

病理意义：心脏供血不足导致晕厥。

3. 毛刷状纹

形如整齐的毛刷状。

病理意义：呼吸系统有疾病，心脏功能不好。

4. 井字纹

四条短褶纹构成的形如"#"字的纹路。

病理意义：慢性炎症的标志。

5. 岛纹

是由一条褶纹分叉后再度会合而成的岛形纹，故而称"岛纹"。这是望手诊病中常见的病理纹，也是学习手诊必须要掌握的病理纹。

病理意义：表示病情不重。但由一条褶纹相互交叉围成的岛纹则为较重的病理情况，这种岛纹通常表示脑神经系统病变，如头晕、头痛。在远端横纹线上出现则表示心脏功能不好，如出现

在左手远端横纹线上，就意味着先天性心脏功能差。

6. 斑点纹

多为黑褐色，在手掌的不同部位出现。不同颜色的斑点有不一样的病理意义，在手诊中比较重视。

病理意义：过去病变遗留下来的痕迹；提示肿瘤的一些信息。

7. 网状纹

由多种横竖的短纹构成，形状似网。

病理意义：表明病情加重，可能会有内分泌和泌尿、生殖系统方面的疾病。

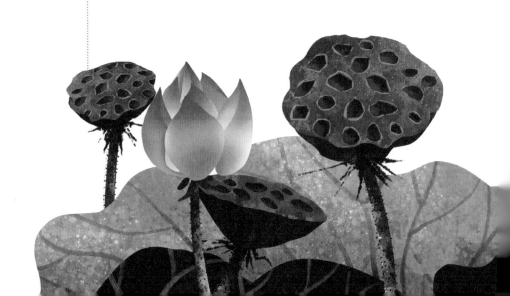

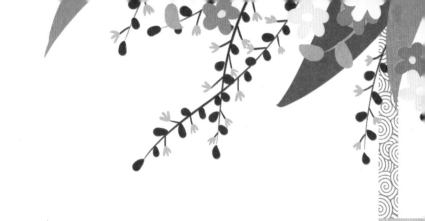

8. 圆形纹

形状如圆圈。

病理意义：表示身体患有慢性病，如与复杂的星纹结合构成则是身体患较严重疾病的符号。

9. 四角纹

由四条短的褶纹围成。

病理意义：是机体衰退的标志。如四角纹在放纵线上，表明不良的生活嗜好加重。如四角纹在大鱼际线末端出现，说明有外伤史、手术史。

10. 绳状纹

形状如绳子。

病理意义：体质不好，如过敏体质。

11. 斜桥纹

远端横纹线与近端横纹线之间有一根到数根

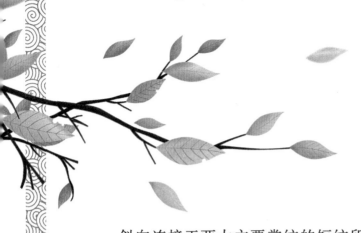

斜向连接于两大主要掌纹的短纹所构成的纹路。

病理意义：将来心脏功能可能会出现异常。

12. 锁状纹（链状纹）

一连串小型岛纹构成的锁链状纹。

病理意义：心脏功能不好；幼年呼吸功能弱。

13. 三角形纹

指三条短褶纹构成的三角纹。

病理意义：如果在大鱼际线末端出现，反映脑血管病的信息。

14. 羽状纹

形成羽毛状细小掌纹。

病理意义：在远端横纹线上出现提示心功能弱，在大鱼际线末端出现提示便秘。

15. 危重病变符号

这是指这些符号的出现提示过去或目前机体发生或正在变化的病理信息，而且情况比较严重，需要重视（图10、图11）。

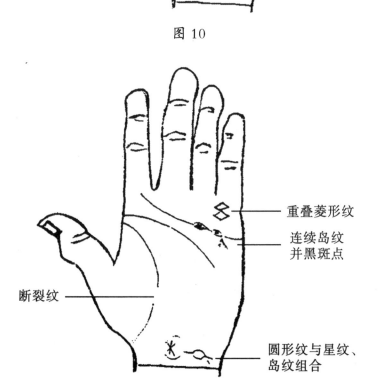

断裂纹并斑点纹、
变异十字纹

菱形纹与
星纹组合

圆形纹与
斑点纹组合

图 10

重叠菱形纹

连续岛纹
并黑斑点

断裂纹

圆形纹与星纹、
岛纹组合

图 11

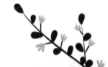

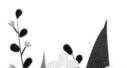

断裂纹：指主线断裂或在主线上出现大小不一的重叠、交叉的断口。

病理意义：是身体内潜藏疾病的信息，这些纹路表明会突然出现疾病，这种符号可大致预测疾病发生的时间，但在手诊工作中不应过分夸大这种纹理的"作用"，必须综合分析。

还有几种符号组合而成的危重病变符号，在手的分布上也较明显，如"O""◇""*"这三种纹组合，又如"X"纹断裂组合，除了纹理组合外，还伴随有颜色变化。

五、观察掌纹诊病的方法

1. 观察大鱼际线诊病

（1）呼吸系统疾病：

①大鱼际线起端呈锁链状，易患肺炎、支气管炎，特别是幼年时期（图12）。

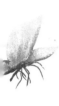

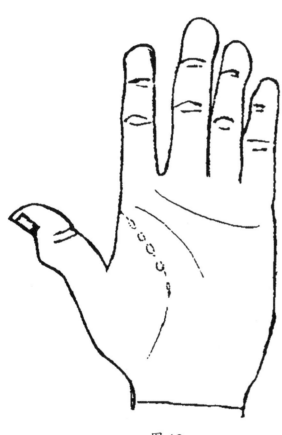

图 12

　　②大鱼际线起端被纵障碍线切断，易患

感冒、慢性支气管炎（图 13）。

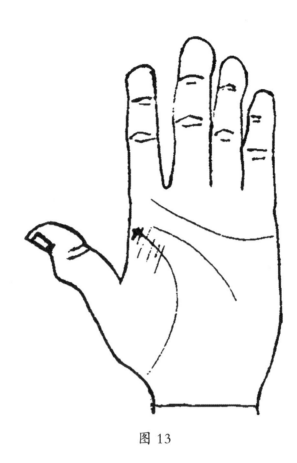

图 13

　　③大鱼际线起端呈锁链状同时伴有甲半月弧外侧有纵纹，且有杵状指，这代表着肺部有重病，如肺结核、肺癌。

　　（2）消化系统疾病：

　　①大鱼际线中部有岛纹，有胃和十二指肠溃疡。若岛

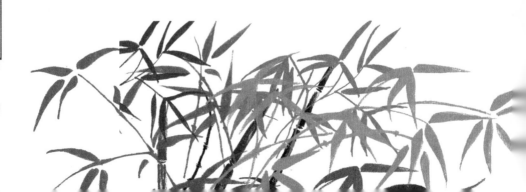

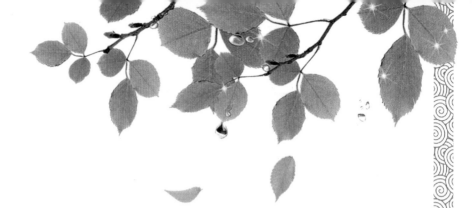

纹颜色为浓褐色，表示胃癌的可能性大；若岛纹
为圆形状，可能会发生痔疮（图 14a、图 14b）。

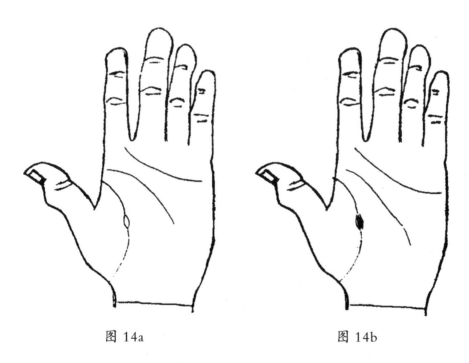

图 14a   图 14b

②大鱼际线起端呈青、黑色，同时副生命体
质线呈青色，表示胃肠功能不良，脾寒，不宜吃
寒凉食物。

③大鱼际线整个呈链状，表示消化功能弱。

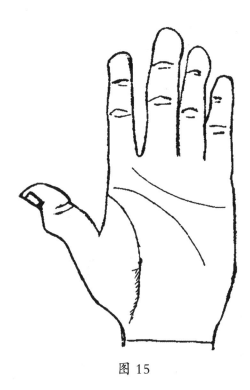

图 15

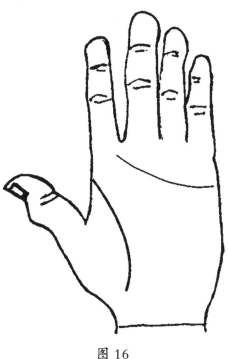

图 16

④大鱼际线下段桡侧有许多呈羽毛状向下的支线，提示有顽固性便秘（图15）。

⑤大鱼际线变浅、变宽，表示有慢性结肠炎（脾虚）。吃过寒凉油腻、辛辣的食物之后大便次数增多（图16）。

⑥大鱼际线中上段呈青色，下段暗呈黑色，尤其是小儿或长期生活在牧区、农村的人，提示体内有寄生虫。

（3）心、脑血管疾病：

①大鱼际线呈深红色，提示肝火盛，有高血压的倾向。

②大鱼际线末端中断者，要预防脑中风，尤其是断裂处出现星纹、X纹等病理符号时，更需要注意（图17）。

③大鱼际线如果明显变窄、变宽、色淡（指最近），表明脑动脉硬化、脑血栓形成、脑血管痉挛、脑溢血的危险大增。

④大鱼际线呈蛇形易患心肌梗塞。

⑤大鱼际线末端有三角形纹者，晚年易患脑中风（图18）。

⑥大鱼际线中部有圆形岛纹者，需要预防出血性疾病，尤其

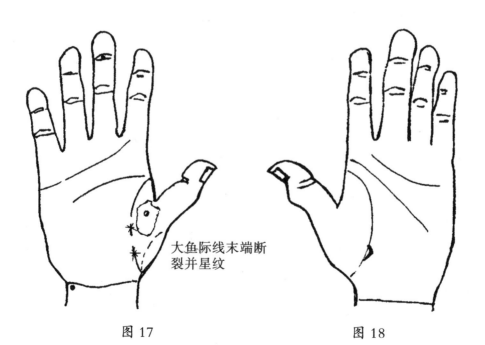

大鱼际线末端断裂并星纹

图17   图18

是要做手术的病人，要仔细观看（图 19）。

⑦大鱼际线呈紫红色，提示有败血症、性病。

（4）泌尿系统疾病：

①大鱼际线末端有障碍线，且小鱼际处有网状纹，提示肾虚，易得肾病（图 20）。

②大鱼际线出现岛纹，小鱼际色青暗者，易患泌尿、生殖系统疾病（图 21）。

（5）妇科疾病：

①大鱼际线下段分叉出一支线，与远端横纹线相交，相交处有星纹，示意生殖机能差，易流产或难产（图 22）。

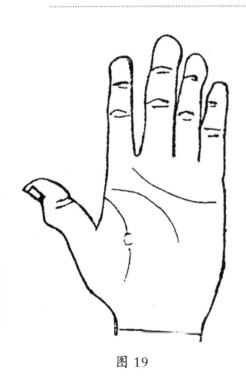

图 19

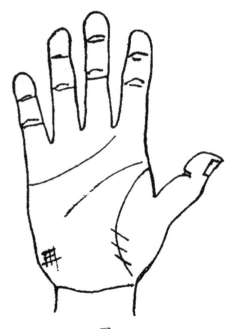

图 20

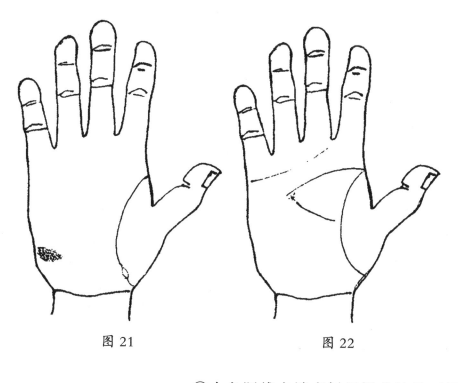

图 21   图 22

②大鱼际线末端有树根样分枝及不规则乱杂纹的妇女，不孕比例高（图23）。

（6）神经、心理疾病：

①大鱼际线末端周围呈紫、深灰、黑色，有羽状纹和多条太阳线，多神经质，易患失眠症（图24）。

②大鱼际线中段有很多障碍纹，说明精神压力大，睡眠差（图25）。

③大鱼际线呈羽状和箭状纹，提示思虑过多，身体易疲劳困乏。

④大鱼际线呈绳状，说明心理素质差，易紧张（图26）。

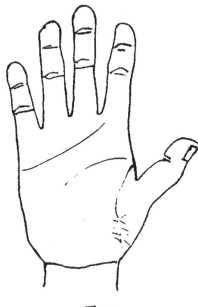

图 23

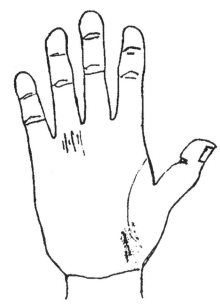

图 24

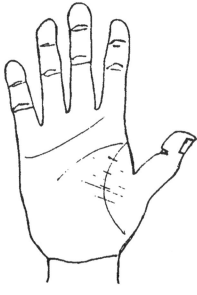

图 25

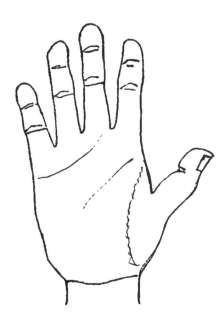

图 26

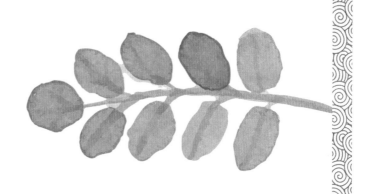

（7）免疫系统疾病：

①大鱼际线末端分成两支，开口宽，易得风湿性关节炎（图27）。

②大鱼际线末端出现危重病理符号，如断纹加星纹或 X 纹或有黑褐色斑点，表明身体会突发急危重病。但在手诊学习中遇到这样的掌纹不必过分紧张或恐慌，可以求助医生或到医院检查。

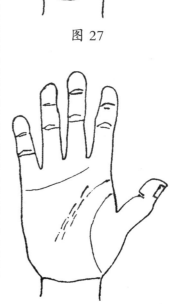

图 27

2. 观近端横纹线诊病

（1）脑神经与精神系统疾病：

①近端横纹线细弱不清，易出现头晕、头痛、健忘等脑神经系统障碍。

②近端横纹线中断或呈明显交错者，易得神经官能症（图28）。

③近端横纹线中断又分两种情况：近端横纹线过长并有中断，表示

图 28

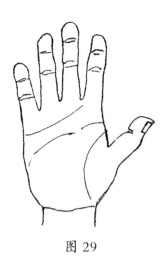

图 29

精神分裂发病率高（图 29），近端横纹线中断间隔较大。说明大脑功能受损、神经衰弱（图 30）。

④近端横纹线与大鱼际线之间在第四、五指的位置有斜桥纹相连；不健康线又与大鱼际线下段交叉，易得脑中风或高血压（图 31）。

⑤近端横纹线与远端横纹线末端之间有斜桥纹相连，表示易患心血管疾病；脑肿瘤患者也会出现这种掌纹（图 32a）。

⑥近端横纹线连续中断或断断续续，粗细不一，颜色浅不清晰，

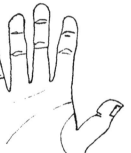

图 30

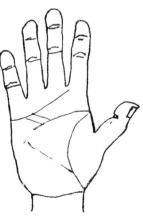

图 31

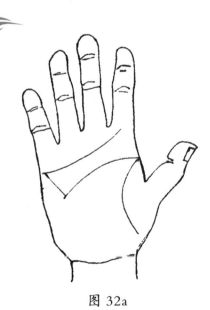

图 32a

中医药科普读本 第一辑

手掌识病

表明神经衰弱、脑动脉硬化和脑出血（图32b）。

⑦近端横纹线末端出现较大岛形纹易得秃头症（图33）。

⑧左手近端横纹线近半段出现两个左右椭圆形岛纹，表示父母可能有头晕、头痛的症状（图34）。

⑨远端横纹线与近端横纹线合成通贯掌，可能会患头痛、偏头痛及高血压（图35）。

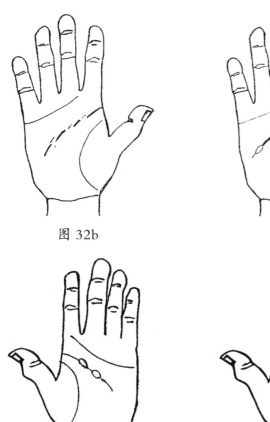

图32b

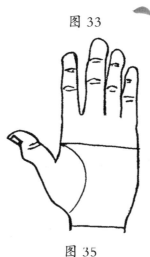

图33

图34

图35

⑩近端横纹线起点位于大鱼际线的近侧，因而出现交叉，而且近端横纹线向掌心下延伸并靠近大鱼际线者，易得神经官能症和精神病（图36）。

⑪近端横纹线呈波浪者，神经系统调控能力低，精神不集中；如果食指第二节也出现星纹，易得精神分裂症；近端横纹线如果和不健康纹同时呈波浪者易得脑病（图37）。

⑫近端横纹线长至小鱼际者，容易精神紧张，心理素质低（图38）。

⑬近端横纹线有部分锁链者，易得神经官能症，性格缺少韧性和耐心。

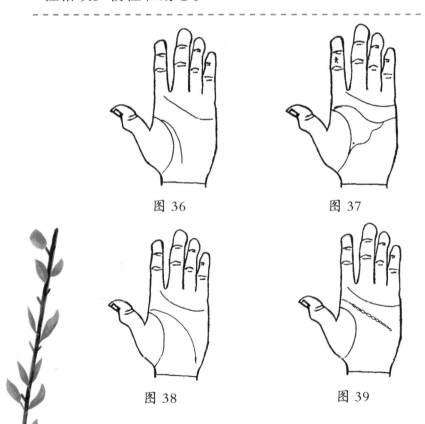

图36

图37

图38

图39

中医药科普读本　第一辑

手掌识病

⑭近端横纹线全部呈锁链状，提示精神不振（图39）；上半部为锁链状并且近大鱼际线者，易得精神分裂。

⑮近端横纹线出现黑斑点、黑斑块或暗红斑，易得神经衰弱、脑血管病；如果大鱼际线有分叉向上，提示脑肿瘤病变（图40）。

⑯近端横纹线出现星纹，易得脑部疾患，如老年性痴呆（图41）。

⑰近端横纹线上有明显的十字纹，提示心理不稳定、正气不足、胆气怯弱，易得恐惧症（图42）。

⑱近端横纹线上出现一连串岛纹，提示脑神经系统失调，思维游移不定，易得脑部肿瘤（图43）。

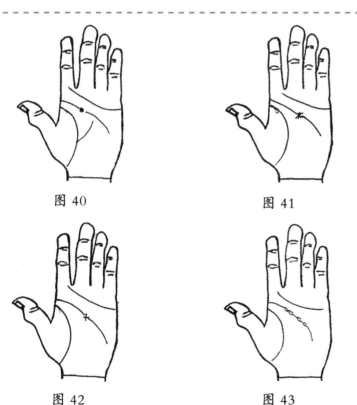

图 40

图 41

图 42

图 43

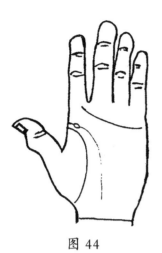

图 44

大鱼际线与近端横纹线之间距离超过0.5厘米

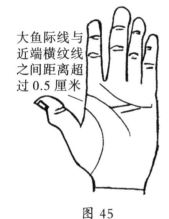

图 45

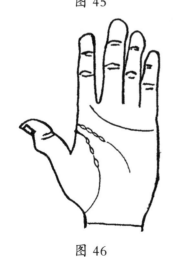

图 46

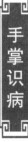

⑲近端横纹线起端有岛纹，细小无力并下垂到手掌根部，易得精神疾病（图44）。

（2）心血管系统疾病：

①近端横纹线与远端横纹线之间有斜桥线。

②近端横纹线与大鱼际线起端分开超过0.5厘米，易患心脏病（图45）。

（3）呼吸系统疾病：

①近端横纹线与大鱼际线起端呈链状，或近端横纹线与大鱼际线上出现很多小的鱼形纹，表示幼年体弱，曾患呼吸系统疾病、肺结核、肺脾虚弱（图46）。

②近端横纹线呈链状或有小而多的岛纹，表示呼吸功能差。

③近端横纹线与大鱼际线相距0.5厘米的人，心情易激动、紧张、急躁，易得哮喘、肌肉麻痹，而且患病时间长，病情反复。

（4）消化系统疾病：

①近端横纹线上出现2～3个

岛纹，提示有胃和十二指肠溃疡。如岛纹变成黑褐色，应考虑癌变（图47）。

②双重近端横纹线，一条与大鱼际线结合，另一条在其上面，易得胆结石（图48）。

③近端横纹线末端有一斜形纹横挡住，易得胆囊炎（图49）。

④近端横纹线短，色淡，表示消化能力弱（图50）。

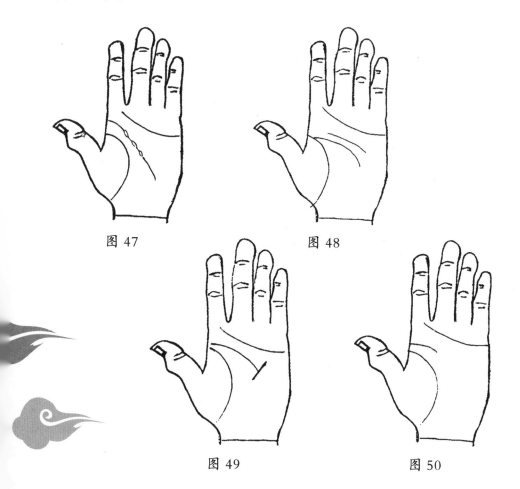

图47

图48

图49

图50

⑤近端横纹线和大鱼际线被多条障碍线跨过，表示有先天性心脏病（图51）。

（5）泌尿系统疾病：

近端横纹线向小鱼际下延伸，中段被小障碍线隔断，并生出很多细小纹路，易患尿路感染、膀胱炎。症状是：尿频、腰酸、尺脉弱（图52）。

（6）血液疾病：

①悉尼掌纹：近端横纹线起端一直延长到掌边，易得白血病或是智力低下（图53）。

②近端横纹线呈青色，说明气血不足、贫血。

（7）五官科疾病：

①近端横纹线过短，易患中耳炎、鼻炎、近视眼。

②近端横纹线末端出现岛纹易患眼病，如青光眼、白内障。

③在第四指区段近端横纹线上出现岛纹，需要注意预防白内障（图54a、图54b）。

3. 观远端横纹线诊病

（1）心血管疾病：

①链状、锁状、寸断、波浪纹，都表示先天性心脏病和风湿性心脏病，尤其以左手远端横纹线出现此纹明显。

②远端横纹线短、不到中指者，易得先天和后天心脏病（图55a）。

中医药科普读本 第一辑

手掌识病

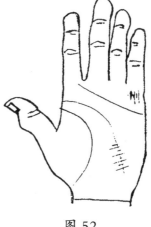

图 51

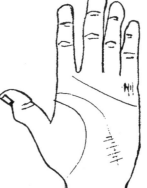

图 52

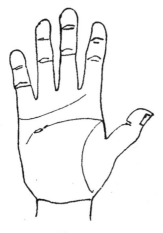

图 53

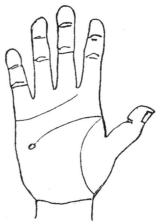

图 54a

图 54b

过短的远端横纹线
（不及中指平分线）

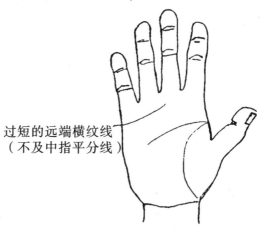

图 55a

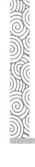

③远端横纹线在第四指区被两条短、粗、直的随意线横切，易得高血压、动脉硬化、右心室肥大（图55b）。

④第三、四指指根区段远端横纹线断裂，断口较大，易患循环系统或呼吸系统疾病（图56）。

⑤远端横纹线上有岛纹，易患心肌梗塞、静脉瘤（图57）。

⑥远端横纹线上有黑斑点，提示心律失常、心功能衰弱（图58）。

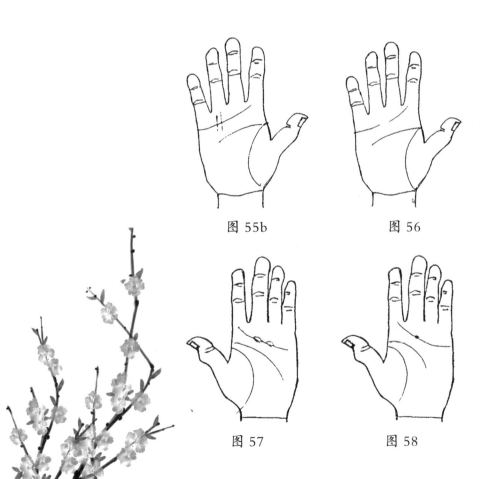

图55b

图56

图57

图58

⑦远端横纹线有多个小岛纹，并出现纵切线，表示患心血管疾病（图59）。

⑧远端横纹线变浅呈波浪纹或绞丝线状，表示心脏功能异常，会出现胸闷、气虚等心血瘀阻症状。

⑨远端横纹线中部变黑，并伴随有胸痛，表示患有心肌炎或冠心病（图60）。

⑩远端横纹线有一段青紫，纹理零乱，变宽并变链状，提示高血压、心脏病发病率高（图61）。

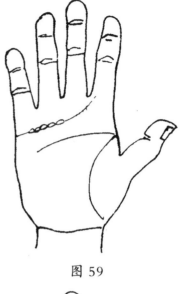

图 59

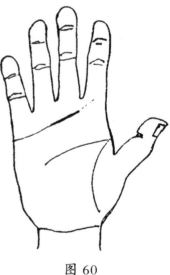

图 60

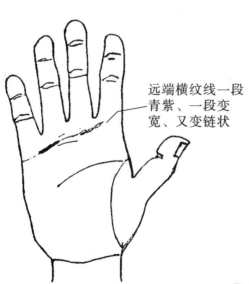

远端横纹线一段青紫、一段变宽、又变链状

图 61

（2）脑神经系统疾病：

①在远端横纹线小指区段断裂，而且断口偏大，表示容易头晕、头痛（图62）。

②远端横纹线起端有多根斜向掌心的褶纹，横切远端横纹线和掌中褶纹，这种障碍线越多，则提示患神经衰弱、神经官能症、神经质的可能越大（图63）。

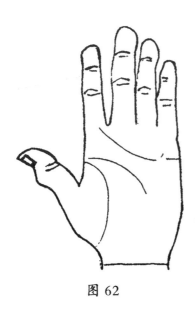

图62

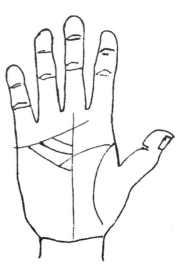

图63

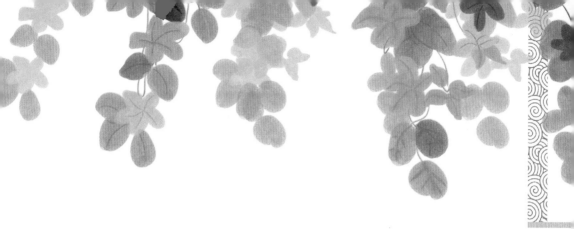

③远端横纹线小指丘有很多细线，表示易得健忘症，精神很难集中、心理紊乱（图64）。

（3）泌尿、生殖系统疾病：

有两条远端横纹线的人易患肾病（图65）。

（4）消化系统疾病：

远端横纹线呈灰色，表示肝脏病变。

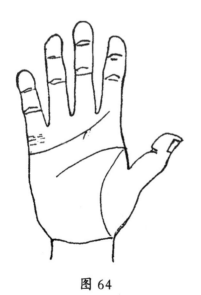

图64

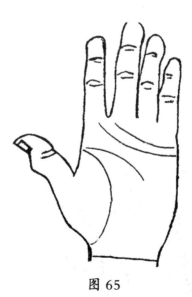

图65

89

（5）呼吸系统疾病：

①远端横纹线起始部位呈鱼刺状，说明肺气虚，易得慢性支气管炎、肺结核（图66）。

②起端远端横纹线有短纵线者，说明呼吸功能减退，易得慢性咽炎、支气管炎、肺癌（图67）。

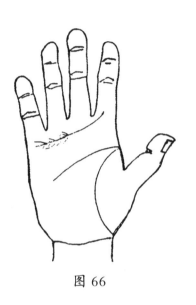 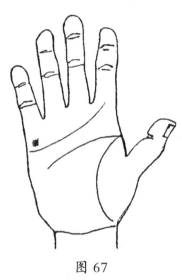

图66　　　　　　　　　图67

4.观不健康线诊病

（1）不健康线局部中断，不清晰，表示胃肠功能弱（图68）。

（2）不健康线寸断，表示消化功能差。

（3）不健康线上有岛纹，并从褐色变成黑色，是癌变信息（图69）。

（4）不健康线变模糊，或出现断开，表示肝炎早期（图70）。

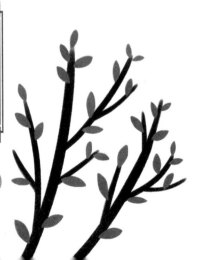

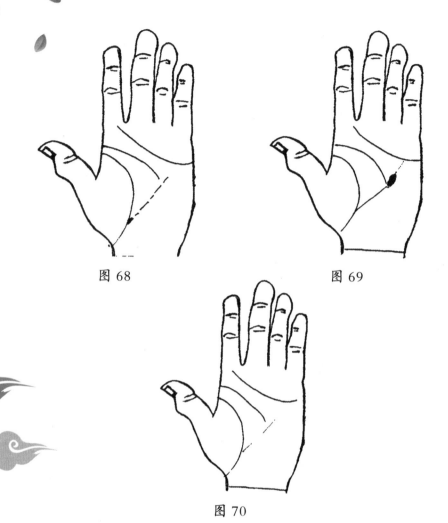

图 68　　　　　　　　　　　图 69

图 70

（5）不健康线呈蛇状，提示患有由酒精所致的肝损害，若同时伴近端横纹线寸断，表示消化系统疾病；不健康线呈蛇状的同时，食指、无名指第二节较长，说明缺钙或钙吸收差，提示骨骼、牙齿早衰（图 71）。

（6）呼吸系统疾病：

①不健康线上若出现异色斑点，是发烧的前兆；若出现红色斑点，则是急性病发作（图 72）。

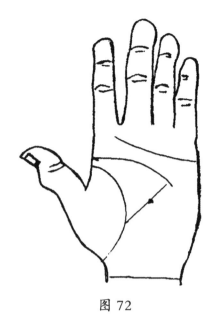

图 71   图 72

②不健康线上若有许多大的岛纹，说明呼吸系统病变加重，易发展成慢性病（图73）。

③不健康线近端有岛纹或岛纹附近有乱杂纹，说明易得呼吸系统疾病。

④不健康线不清晰，远端横纹线与近端横纹线掌庭狭窄，提示易患支气管感染或哮喘。

⑤不健康线呈链状，近远端横纹线部出现岛纹，手指甲呈贝壳状，提示易得肺结核（图74）。

（7）心血管疾病：

①不健康线细且黑，并穿过大鱼

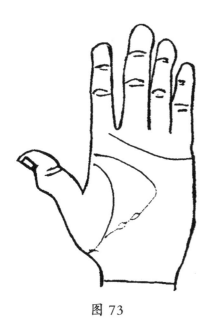

图 73

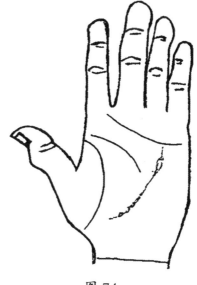

图 74

际线，表明心功能衰弱（图 75）。

②不健康线接触大鱼际线时，可能发生心血管病。

③不健康线与远端横纹线有交叉点，此点呈红色，极易得心脏病。

④不健康线呈蛇行状并与大鱼际线重叠，重叠处有红色斑点，患心脏病的概率大。

⑤不健康线与近端横纹线交叉且有岛纹，说明患有神经官能症（图 76）。

（8）不健康线与其他疾病：

①不健康线细长，且下段中断，

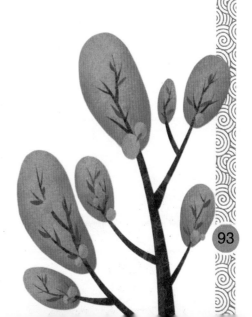

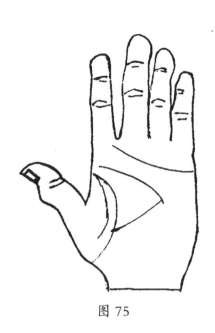

图 75

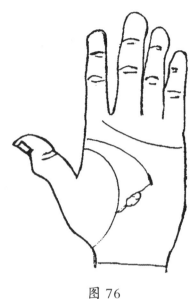

图 76

说明患有宫寒易痛经（图 77）。

②不健康线在月丘处有许多细乱纹，表示生活不规律，体力、精力不足。

③不健康线如果寸断，且三大主线细弱，表示身体衰弱。

5. 观掌中褶诊病

（1）蛇状纹或波浪状纹说明精神劳累（图 78）。

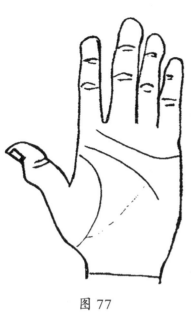

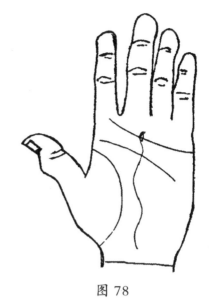

图 77   图 78

（2）许多障碍线横切掌中褶，表示神经质，或代表着身体患有慢性疾病（图79）。

（3）掌中褶细小、寸断，说明身体被慢性疾病困扰，不容易恢复健康（图80）。

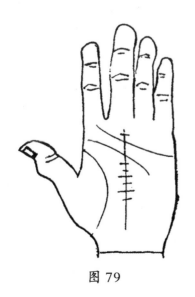

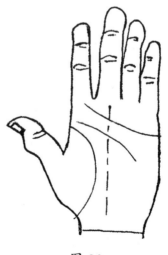

图 79   图 80

（4）掌中褶中部分枝上有岛纹，且分枝伸向小鱼际处，说明神经衰弱（图81）。

（5）掌中褶从小鱼际起斜向食指，终止于远端横纹线，是因为生活不规律而造成了身体的损伤（图82）。

（6）女性如果掌中褶起端呈羽毛状，易患不孕症（图83）。

6. 体质弱者掌纹的特征

（1）但凡三大掌纹（指大鱼际线、近端横纹线、远端横纹线）细弱不明显者，均说明体弱、易患病。

（2）远端横纹线起端有箭羽者，说明体力差。

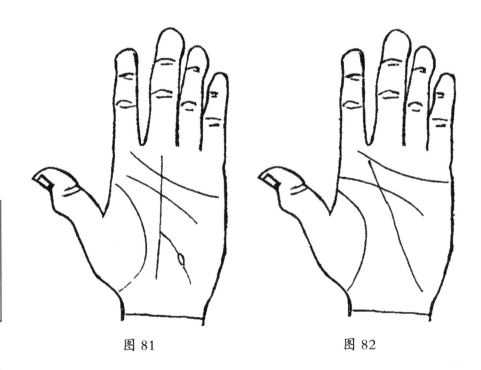

图81　　　　　　　　　　图82

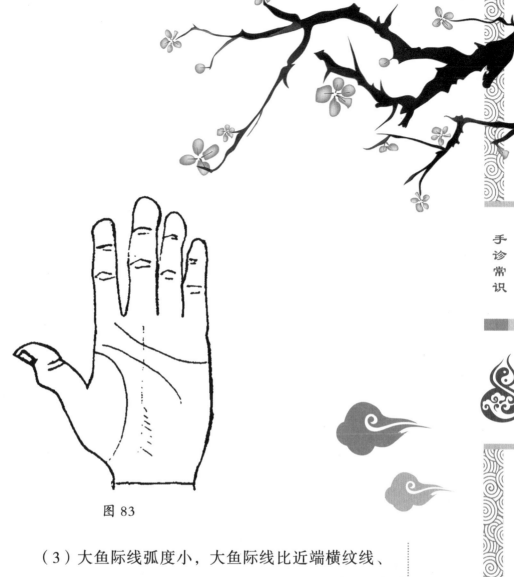

图 83

（3）大鱼际线弧度小，大鱼际线比近端横纹线、远端横纹线还细，表示身体差，不健康。

（4）左手大鱼际线呈长串珠状，是身体素质差，不健康的表现。

（5）儿童大鱼际线呈锁链状，上面有星纹者，说明先天不足、体质较弱。

（6）大鱼际线桡侧和近端横纹线近心侧上的纹路

呈单侧羽毛状，说明体能弱，易疲劳，缺乏耐力。

（7）大鱼际线附近有明显十字纹或星纹，表示身体弱，体质差。

（8）大鱼际线末端有箭尾样支线，说明气力不足、思虑过度。

（9）大鱼际线呈断断续续状，表示身体弱，体质差，并患有慢性疾病。

（10）近端横纹线过短，表示懒散、精力不足。

（11）近端横纹线寸断，表示心里紧张导致神经衰弱。

（12）两条平行的不健康纹，其中一条与大鱼际线末端接触，表示身体弱，体质差。

（13）不健康线在小鱼际处形成多条寸断、平行的小乱纹，表示身体弱，体质差。

（14）掌中褶贴附在大鱼际线中末端上方，提示体力、心智发育慢。

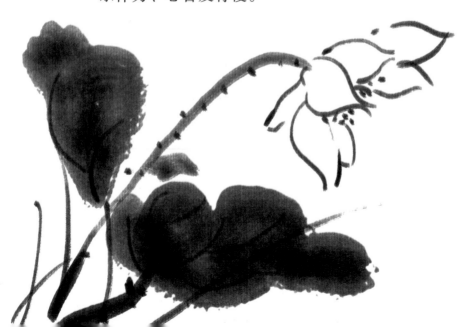

（15）掌中褶从小鱼际区斜向至食指指根处，说明生活不规律损害了身体的健康。

（16）多重、寸断的金星线，说明先天肾气不足。

（17）性线散乱或不清、分叉、颜色清白，小指短，大鱼际面积小，说明肾气不足，体质差，男女均得不孕症（图84）。

（18）不健康线寸断、细弱，说明体质差，身体弱。

7.心理性格不健全者的掌纹

（1）大鱼际线末端有箭尾状的分枝线。

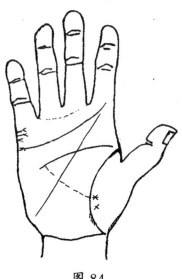

图 84

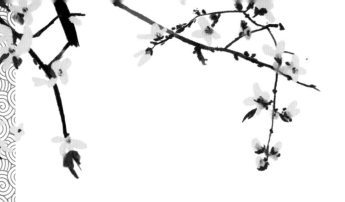

（2）近端横纹线寸断，表示易心理紧张。

（3）掌中褶贴附在大鱼际线中上段上行，说明依赖性强、性格保守。

（4）两手掌中褶（命运线）均有星纹，月丘上也有星纹者，说明情感不稳，容易产生悲观情绪。

（5）远端横纹线的小指区有许多条细线横切，说明患健忘症，且精神难以集中，心理状态紊乱。

（6）大鱼际线与近端横纹线出现交叉纹，说明心理状态不稳定，做事三心二意，同时易疲劳。

（7）远端横纹线呈锁链状、寸断，说明做事优柔寡断或见异思迁。

（8）大鱼际线呈绳状，提示心理状态不稳，尤其在公众场合，表现胆怯、腼腆，对疾病表现敏感，小病大养。

（9）远端横纹线上有明显十字纹，不论大小，说明胆怯、心理不稳定、意志力薄弱、易恐惧等。

手诊

治病

SHOU ZHEN
ZHIBING

呼吸系统疾病

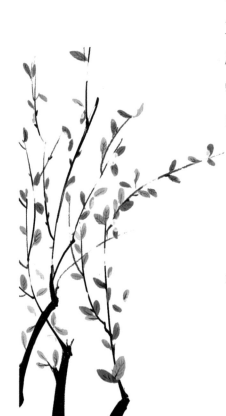

呼吸系统包括气体的通道（鼻、咽、喉、气管、支气管）和进行气体交换的器官（肺、鼻、咽、喉）和气管统称为上呼吸道；支气管以下称为下呼吸道。此外，胸膜和胸膜腔是呼吸的辅助装置。呼吸系统疾病，主要指上述器官的多发病、常见病。

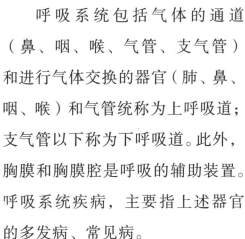

急 性 鼻 炎

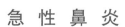

急性鼻炎是由病毒或细菌等引起的鼻腔黏膜的急性炎症，俗

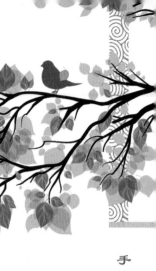

称"感冒"或"伤风"，是一种具有传染性的疾病，有时也是全身疾病的一种局部表现，多发病于春秋两季。

病因：急性鼻炎为病毒感染，常常继发细菌感染。当机体受凉、营养不良、过度劳累、维生素缺乏以及有害的理化因素等诱因作用下，导致鼻腔黏膜和全身的抵抗力降低，使病微生物乘虚而入，在鼻腔黏膜内生长繁殖，乃至发病。另外，慢性扁桃体炎、鼻中隔偏曲、慢性鼻窦炎以及甲状腺机能减退，心、肾、肝等慢性病，常会诱发急性鼻炎。急性鼻炎常为急性传染病，如麻疹、流感等上呼吸道传染病的前驱症状。

病症：潜伏期一般为 1 ～ 3 天。病人有鼻塞、鼻痒、喷嚏、鼻腔干燥、灼热感、鼻流涕等局部症状；也会出现全身无力、微热、食欲不振等症状。

手象：鼻在手上的反应位置，在中指根部掌指横纹中点的略下方区域（图 85）。在鼻区，手掌皮肤有浮、白或微红的散或拷的斑点，同时咽部也可能出现。

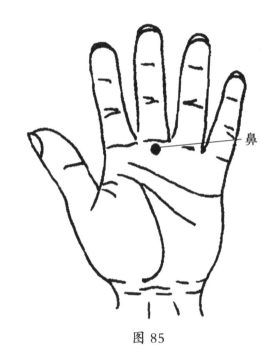

鼻

图 85

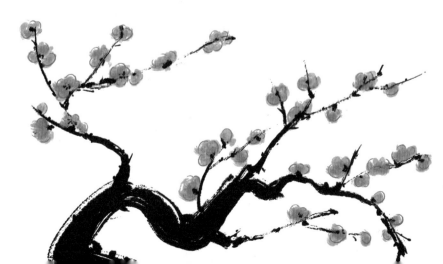

中医药科普读本　第一辑

手掌识病

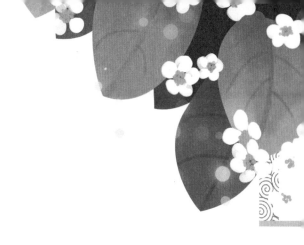

辨证：属"伤风鼻塞"范畴，辨证有风寒、风热两类，①风寒：手诊征象多为浮白散斑点，与问诊结合有自觉症状，舌苔薄白、浮脉紧。②风热：手诊征象为浮白偏红而抟的斑点，由此问诊有自觉症状，舌苔薄黄、脉浮数。

慢性鼻（鼻窦）炎

慢性鼻炎是一种常见的鼻腔黏膜及黏膜下组织的慢性炎症，中医称"鼻窒"。鼻窦炎是鼻窦黏膜一般性炎症改变，中医称"鼻渊"，都是鼻部的常见疾病、多发病。因两者手诊征象基本相同，临床表现也有很多相似的地方，所以放在一起讨论。

病因：大多数由于急性鼻炎、急性鼻窦炎反复发作不能彻底治疗迁延而成的。少数由于气候干燥、风沙较大或长期接触有害气体、粉尘的刺激所导致的。此外，全身营养不良、慢性疾病、邻近感染病灶的影响（如慢性扁桃体炎、鼻中隔偏曲、增殖体炎）以及鼻腔用药不当或为时过久等，都会引起。

病症：两病以鼻塞、分泌物增多、头痛为主要自觉症状。慢性单纯性鼻炎的鼻塞为间歇性或交替性，白天或活动后会减轻，夜间或久坐则会加重，鼻塞时嗅觉减退；一般没有头痛症状。慢性肥厚性鼻炎其鼻塞特点为持续性鼻塞，伴随嗅觉减退或丧失、头昏头胀痛。鼻窦性鼻塞多为患侧持续性鼻塞为主。头疼症状明显，常因急性发作而呈同急性鼻窦炎相同的定位、定时的头痛。并同时有全身中毒的症状，会有精神不振、头昏、乏力、记忆力减退等状况。

手象：鼻区出现凸起的白色、黄色斑点；

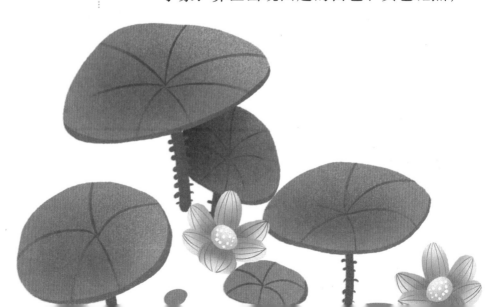

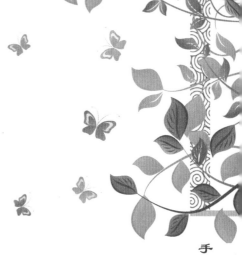

白色凸起一般病程较短，多为单纯性鼻炎；凸起呈暗黄色、纹理粗乱，多为慢性肥厚性鼻炎。有头痛症状者，一般以鼻窦炎较多。

辨证：以鼻塞为主的叫"鼻窒"；伴随流涕不止的为"鼻渊"。辨证分析这两类，①肺脾气虚，邪滞鼻窍，手诊征象多为凸起的白或黄色斑点，形态较"微"，有主要自觉症状，舌质淡、苔薄白，脉缓弱。②邪毒湿热内药，气滞血瘀，手诊征象多为暗、深的凸起斑点，黄色重，患者有主要自觉症状，舌质红、暗，苔黄，脉弦数或浮数。

过敏性鼻炎

过敏性鼻炎又称变态反应性鼻炎，是一些特殊体质的人接触某些物质后所发生的异常反应。中医学称"鼻鼽"。可发生于任何年龄，不分性别，但青年人多见，呈常年性发作或季节性发作，或在气候突变和异气异物刺激时发作。

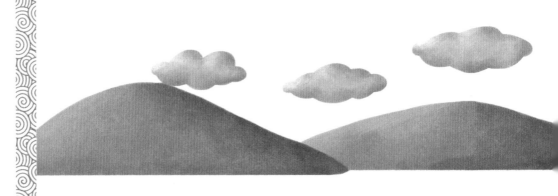

病因：致敏源分为体外、体内两种。体外：吸入物如屋内尘土、家禽的羽毛、动物的皮毛、棉絮、螨虫、真菌等，食物如牛奶、鸡蛋。物理因素如冷热、干湿等气候的改变以及药物等。过敏性鼻炎还常由植物花粉作为季节性变应原引起，如野草、树木、农作物，在花粉播散季节，大量花粉随风飘游，吸入呼吸道引发过敏性鼻炎，所以又称花粉症；体内：寄存于体内的细菌及其代谢产物等。

病症：眼睛发红发痒及流泪；鼻痒，鼻涕多，多为清水涕，感染时为脓涕；鼻腔不通气，耳闷；打喷嚏；出现黑眼圈；嗅觉下降或者消失等。

手象：在鼻区有暗青发深的斑点，凸起不明显。

辨证：属于"鼻鼽"病，辨证主要是肺气虚，手诊征象多暗青，有自觉症状，舌炎苔薄白，脉虚弱。

急性咽喉炎

咽炎属上呼吸道疾病，指咽部黏膜和淋巴组织的炎性病变。根据发病时间和症状的不同，可分为急性咽喉炎和慢性咽喉炎。急性咽喉炎春秋季节最为多见。

病因：咽炎多为细菌感染，主要是溶血性链球菌。喉炎多为病毒感染，继发细菌感染。多发于春秋季节，由于受凉、烟酒、过劳过度等诱因，使身体抵抗力下降，经接触或飞沫传染而诱发疾病。亦可为猩红热、麻疹等急性传染病的前驱症状。

病症：主要症状为咽痛咽痒、吞咽困难、发热、声音嘶哑。轻者声音低、毛糙；重者则失音。成年人以咽部症状为主，病初咽部有干痒、灼热、渐有疼痛，吞咽时加重，唾液增多，咽侧受累则有明显的耳痛。体弱成人或小儿，则全身症状显著，有发热怕冷、头痛、食欲

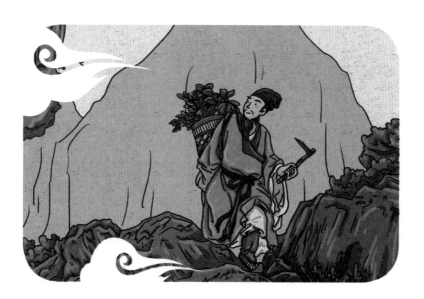

不振、四肢酸痛等表现。

手象：咽喉手诊位置在鼻区的正下方，与远端横纹线交叉处（图86）。咽部出现井字纹，凸起的黄色斑点或青暗色斑。

辨证：急性咽炎属于中医"喉痹"的范畴，辨证多为"风热候痹"，有自觉症状，苔薄白或薄黄，脉浮数。急性喉炎与中医"急喉音"相似，辨证分风热、风寒两类，①风热：手诊征象有喉灼热、偏红、痒或者疼痛等症状，舌边微微发红，苔白或兼黄，脉浮数。②风寒：手诊征象喉痒痛、偏白等症状，舌苔薄白，脉浮。

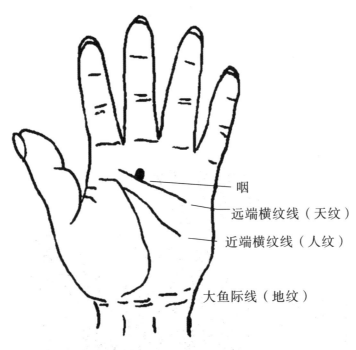

咽

远端横纹线（天纹）

近端横纹线（人纹）

大鱼际线（地纹）

图86

中医药科普读本 第一辑

手掌识病

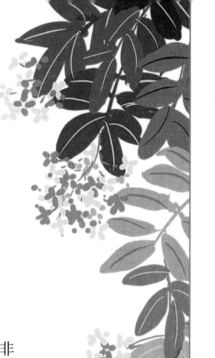

慢性咽喉炎

慢性咽喉炎是咽喉黏膜的慢性非特异性炎症，是多发病，常见病。中医称慢性咽炎为"虚火喉痹"，慢性喉炎为"慢喉喑"。

病因：由于急性咽炎治疗不彻底而反复发作，转为慢性咽喉炎。

病症：慢性咽炎主要自觉咽部不适，如干燥、微痛、灼热、异物感、刺痒等。气候变化、说话多和过劳时尤为明显，早晨会咳出黏稠痰块，并引起恶心、干呕。慢性喉炎会致声音嘶哑，早期症状时轻时重，讲话稍多就会哑，伴有喉部异物感、不适，不断干咳，但少疼痛。不马上治疗，症状就会逐渐加重，嘶哑呈持续性，严重的话会致失音。

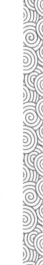

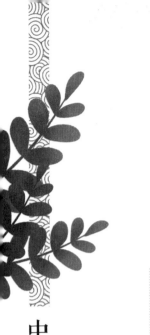

手象：在咽部有凸起的黄色斑点

辨证：慢性咽喉炎，中医称"虚火喉痹"证属中医"肺肾阴虚"。舌干红无苔、脉细数无力。

急性支气管炎

急性支气管炎，是支气管黏膜的急性炎症，常和鼻、咽部急性炎症并发。

病因：多数由病毒、细菌引起，或由急性鼻炎、气管炎、咽炎迁延而来。

病症：发病急，以咯痰、咳嗽为主，可伴有胸疼、胸闷、鼻塞流涕、咽痛等症状。

手象：支气管区位于小指无名指指缝间的平分线，远端横纹线以上的线状区（图87）。在支气管区出现白色浮散或亮或偏红的斑点。

辨证：属咳嗽范畴，证分风寒、风热两类，①风寒：手诊征象浮、白，有自觉症状，舌苔薄白，脉浮。②风热：手诊斑点发红，或白而转亮，舌苔薄白，脉浮数。

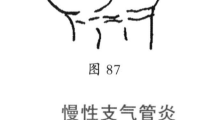

气管
支气管

图 87

慢性支气管炎

慢性支气管炎是由感染或理化因素等引起的气管、支气管黏膜及其周围组织的慢性炎症，机体免疫力低下及自主神经功能失调对慢性支气管炎的形成及发展亦起到重要作用。在从事体力劳动的人群中发病率较高，是一种严重危害人民健康的常见病。

病因：慢性支气管炎的病因尚不明了，近年来认为，大气污染（氯、氧化氮、二氧化硫等）对支气管黏膜有刺激作用；吸烟也是慢性支气管炎最主要的发病因素。

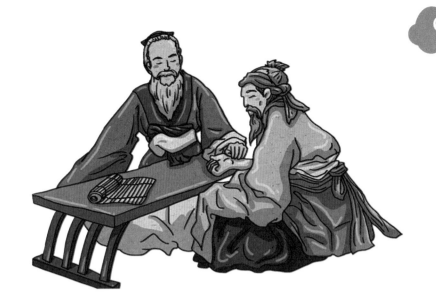

病症：鼻尖、双颧处均有红血丝，或耳部肺区有毛细血管扩张现象。虹膜的一部分及整个球结膜被脂肪物覆盖，色黄，多见于老年慢性支气管炎患者。患者指甲色暗，甲面上出现纵沟，提示气管开始有炎症侵入。中指根部色泽青暗，有黄褐色发亮，如老茧样。

手象：在支气管区有凸起的黄色或白色，或偏红色的斑点。

辨证：慢性支气管炎属内伤咳嗽范畴。分偏寒、偏热两型，①偏寒：手诊征象白点为主，有自觉症状，咳嗽，咯痰稀薄，舌苔白，脉弦滑。②偏热：手诊斑点发红，咳嗽，咯痰黏稠，舌苔微黄或白腻，脉滑数或浮数。

肺气肿

肺气肿是指终末细支气管远端的气道弹性减退，过度膨胀，充气和肺容积增大或同时伴有气道壁破坏的病理状态。其中以慢性阻塞性肺气肿较常见。

病因：肺气肿的发病机制尚未完全清楚。一般认为与支气管阻塞以及蛋白酶–抗蛋白酶失衡有关。吸烟、感染和大气污染等会引起细支气管炎症，管腔狭窄或阻塞。吸气时细支气管管腔扩张，空气进入肺泡；呼气时管腔缩小，空气滞留，肺泡内压不断增高，导致肺泡过度膨胀甚至破裂。细支气管周围的辐射状牵引力损失，使细支气管收缩，致管腔变狭。肺血管内膜增厚，肺泡壁供血减少，肺泡弹性减弱等，助长膨胀的肺

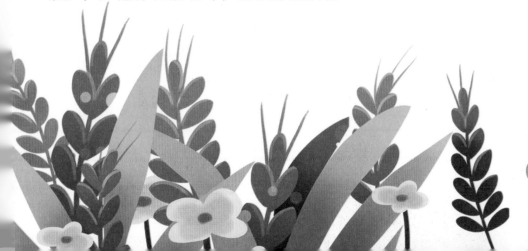

泡破裂。在感染等情况下，体内蛋白酶活性增高。a1抗胰蛋白酶缺乏者对蛋白酶的抑制能力减弱，故更易发生肺气肿。

病症：临床表现症状轻重视肺气肿程度而定。早期可无症状或仅在劳动、运动时感到气短。随着肺气肿进展，呼吸困难程度随之加重，以至稍一活动或完全休息时仍感气短。患者感到乏力、体重下降、食欲减退、上腹胀满。伴有咳嗽、咳痰等症状，典型肺气肿者胸廓前后径增大，呈桶状胸，呼吸运动减弱，语音震颤减弱，叩诊过清音，心脏浊音界缩小，肝浊音界下移，呼吸音减低，有时可听到干、湿啰音，心音低远。

手象：气管区周围，向左右不超过无名指、小指的对应部位，向下不超过远端横纹线（图88）。气管区有凸黄色斑点，同时在两肺区有稍微凸起较乱的皮肤纹理呈暗青色。

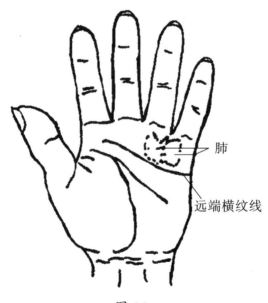

图88

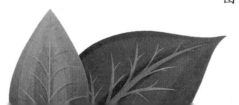

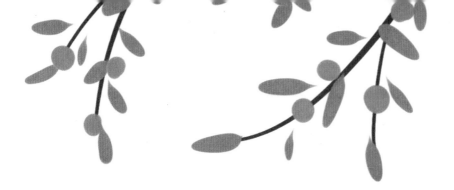

辨证：由主要症状的不同可分别属于内伤咳嗽、喘证的范畴。属咳嗽辨证参慢性支气管炎、喘证属肺肾气虚，手诊征象发暗青、呼吸困难，舌质暗青，脉细弱。

小叶性肺炎

病因：本病是由肺炎支原体引起的急性呼吸道感染伴有肺炎。多发于冬春寒冷季节及气候骤变时，以青壮年及儿童多见，又叫支气管肺炎。

手象：鼻、咽部位可见白色较浮的斑点，主要是左右支气管区有分散的密集小白点，沿支气管分布。肺下部有白色斑点。

症状：起病急骤或迟缓，骤发的有发热、呕吐、烦躁及喘憋等症状。发病前可先有数天轻度上呼吸道感染症状，热型不定，多为不规则发热，亦可为弛张热或稽留热。早期体温多在38℃～39℃，亦可高达40℃左右，大多为弛张型或不规则发热，新生儿可不发热或体温不升，弱小婴儿大多起病迟缓，发热不高，咳嗽与肺部体征均不明显，常见呛奶、呕吐或呼吸困难，呛奶有时很显著，每次喂奶时可由鼻孔溢出。腋温高于38.5℃，伴三凹征，尤其胸壁吸气性凹陷和呼吸增快（除外因哭闹、发热等所致者）应视为病情严重。

辨证：按咳嗽辨证，同急性支气管炎。

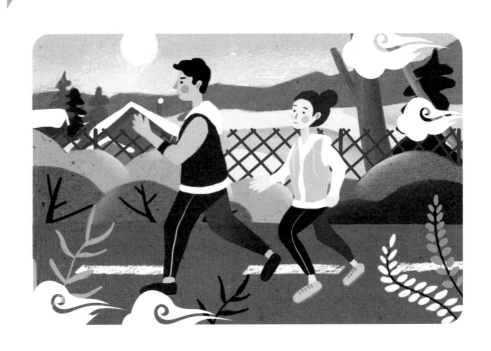

大叶性肺炎

大叶性肺炎，又名肺炎球菌肺炎，是由肺炎双球菌等细菌感染引起的呈大叶性分布的肺部急性炎症。常见诱因有受凉、劳累或淋雨等。是由肺炎双球菌引起的急性肺实质炎症。好发于青壮年男性，冬春季节多发。

病症：起病急骤，寒战、高热（39℃~40℃）、咳嗽、咯铁锈色痰、胸痛、呼吸困难。病变广泛者可伴气促和发绀。

手象：发病期容易诊断，咽、鼻处有白色较浮的斑点，在肺的某一区域呈棕色或白色的完整性斑点。一般病愈后手上仍留有明显区域性的凸或凹的黄棕斑点。

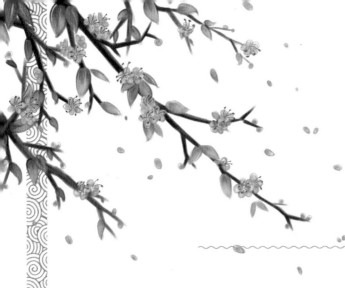

辩证：属温病范畴，多是热在气分。

肺结核

结核病是由结核杆菌引起的一种慢性传染痛。其传染途径主要由口、鼻经呼吸道侵入，故多以肺部直接感染常见。正常人靠先天性免疫可抑制结核菌繁殖。如果机体免疫力低下或侵入的细菌量多，毒性强，则可形成结核病灶，导数肺结核。

病症：症状表现为午后低热、乏力、体重减轻、盗汗等。有干咳或只有少量黏液。呼吸系统局部症状有咳嗽、咳痰为早期症状。伴继发感染时，痰呈液性或脓性，有不同程度的咯血。

手象：手部整体色泽晦暗，肺区有凸起的一个或数个圆形或椭圆形的白色或白红而暗的斑点。若有鲜红色的斑点，则有咯血症状。有黄棕色凸起斑点是结核病灶痊愈后遗留的钙化点。

辨证：中医将肺结核称为"肺痨"。辨证分型主要有两种，①痰热蕴结：手诊征象白色偏红，有自觉症状，舌苔黄腻，脉滑数。②阴虚邪恋：手诊斑点暗红或暗紫，舌暗少苔，脉细数。

胸膜炎

胸膜炎是指由病毒或细菌刺激胸膜所致的胸膜炎症，又称"肋膜炎"。胸腔内可伴液体积聚（渗出性胸膜炎）或无液体积聚（干性胸膜炎）。炎症控制后，胸膜可恢复至正常，或发生两层胸膜相互粘连。临床主要表现为胸痛、咳嗽、胸闷、气急，甚至呼吸困难。多见于青年人和儿童。

病因：胸膜炎可由于感染（细菌、病毒、霉

菌、阿米巴、肺吸虫等）或患肿瘤、变态反应、化学性和创伤性等多种疾病引起。

病症：发病缓急、症状轻重不一。病情轻者可无明显症状，或仅有轻微胸痛而常被忽视。病情较重者常以急性起病，伴发热、畏寒、疲倦、食欲不振、胸痛、干咳、气促等。局部胸部出现尖锐刺痛，呼吸、咳嗽时加重。

手象：在两肺区的外侧，胸膜的部位有条索状的白色或白红色斑点。若为凸起的黄斑则是胸膜炎痊愈的痕变（图89）。

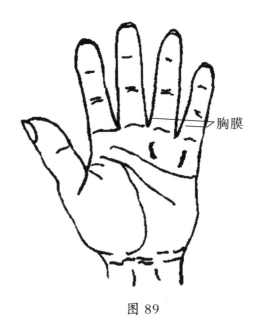

胸膜

图 89

辨证：属于"胁痛"范畴，证属气滞血瘀较多。

消化系统疾病

消化系统由消化道和消化腺两大部分组成。消化道：包括口腔、咽、食道、胃、小肠（十二指肠、空肠、回肠）和大肠（盲肠、阑尾、结肠、直肠、肛门）等部分。临床上常把口腔到十二指肠的这一段称为上消化道，空肠以下的部分称下消化道。消化腺有小消化腺和大消化腺两种。小消化腺散在于消化管各部的管壁内，大消化腺有三对唾液腺（腮腺、下颌下腺、舌下腺）、肝脏和胰脏。消化系统是人体九大系统之一。

慢性胃炎

慢性胃炎是胃黏膜上皮遭到各种致病因子的长期侵袭而发生的持续性、慢性炎症，由于黏膜的再生改造，最后导致胃腺体萎缩，并可伴有肠上皮化生及不典型增生的癌前病

变。多见于 20 ～ 40 岁的男性。

病因：常见的因素有长期、大量地饮酒和吸烟，饮食无规律，食物过冷或过热、过粗糙坚硬，浓茶、咖啡等都易诱发或加重病情。饮食不卫生所导致的胃黏膜受到幽门螺旋杆菌的感染所致的慢性胃炎不易痊愈。

病症：患有慢性胃炎胃部会不适或疼痛，常反复发作。浅表性胃炎一般表现为饭后上腹部感觉不适，有饱闷及压迫感，有时还有恶心、呕吐、吐酸及一时性胃痛。萎缩性胃炎的主要症状是食欲减退，饭后饱胀，上腹部钝痛以及疲倦、腹泻、消瘦等全身虚弱表现。

手象：胃区处于手掌中心区域（图 90），局部出现稀疏浅的白色斑点，偏青暗一般胃痛较重为浅表性胃炎。萎缩性胃炎手诊部位凹陷，色斑暗紫或青。在手诊时有凸起的黄白色纹理为肥厚性胃炎。若整个胃区发白，一般是胃肠神经官能症。

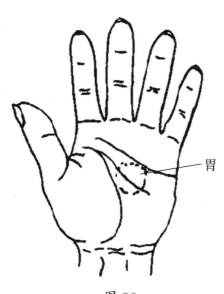

胃

图 90

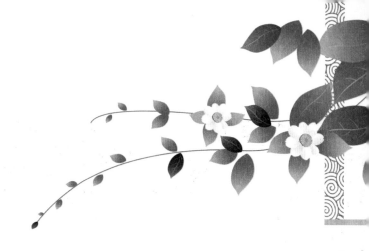

辨证：属于"胃脘痛"范畴。辨证分型有三类，①肝胃气滞：手诊斑点发白，胃脘胀痛不适，舌苔薄白，脉沉弦。②胃热阴虚：手诊斑点偏红，胃脘疼痛并有烧灼感，舌质红，苔黄少津，脉弦细而数。③脾胃虚弱：手诊斑点萎黄不泽，胃脘隐痛喜按，舌质淡，苔白，脉沉细无力。

胃溃疡

胃溃疡是很常见的一种慢性全身性疾病。任何年龄都可患病，但以青壮年多见，男性多于女性。本病属中医中的"胃脘痛""胃气痛"范围。

病因：病因尚未完全明确，目前一般认为诱发本病有多种因素。可能是幽门螺杆菌感染或精神神经因素，也可能是药物、饮食对胃黏膜的刺激，各种内分泌因素的影响等，均可诱发溃疡病。

病症：上腹部疼痛是本病的主要症状。多位于

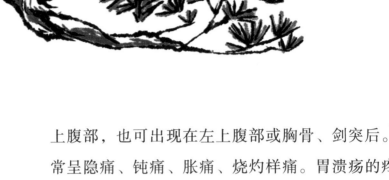

上腹部，也可出现在左上腹部或胸骨、剑突后。常呈隐痛、钝痛、胀痛、烧灼样痛。胃溃疡的疼痛多在餐后1小时内出现，经1～2小时后逐渐缓解，直至下餐进食后再复现上述节律。部分患者可无症状，或以出血、穿孔等并发症作为首发症状。可兼有嗳气、汽酸、流涎、恶心、呕吐、上腹闷胀，烦躁、失眠等症状。

手象：在胃区有一个或数个红棕色的圆形或椭圆形的斑点。

辨证：属于胃脘痛范畴。分以下几种类型，①气滞：手诊斑点发白，胃胀痛，舌淡苔薄白，脉弦。②郁热：手诊斑点发红，胃灼痛，舌红，苔黄腻，脉弦或数。②虚寒：手诊斑点萎黄，胃隐隐作痛，舌质淡，脉沉细。④瘀血：手诊斑点暗青，上腹刺痛，舌质暗紫或有瘀斑点，脉弦或细涩。

十二指肠溃疡

　　十二指肠是小肠的起始端，易得溃疡病。十二指肠溃疡是常见病、多发病之一，是消化性溃疡的常见类型，比胃溃疡更多见。且常与胃溃疡并发，称为溃疡病。其病因与胃溃疡相同。

　　病症：主要临床表现为上腹部疼痛，可为胀痛、钝痛、灼痛或剧痛，也可表现为仅在饥饿时隐痛不适。典型者表现为轻度或中度剑突下持续性疼痛，可被制酸剂或进食缓解。临床上约有 2/3 的疼痛呈节律性：早餐后 1～3 小时开始出现上腹

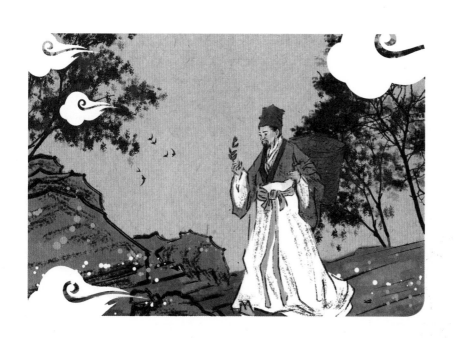

痛，如不服药或进食则要持续至午餐后才缓解。食后 2 ～ 4 小时又痛，进餐后可缓解。约半数患者有午夜痛，患者常可痛醒。节律性疼痛大多持续几周，随着缓解数月，可反复发生。

位置：在胃区的下部偏右，无名指竖直平分线与近端横纹线的相交处（图 91）。

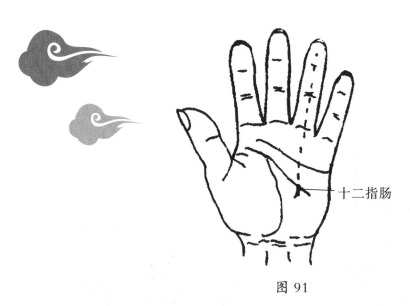

十二指肠

图 91

手象：通常有一个圆形或椭圆形的暗棕色斑点。

辨证：参照上文的胃溃疡。

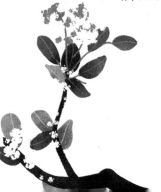

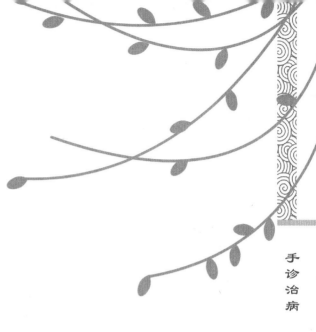

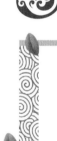

慢性肝炎

慢性肝炎是最常见的肝脏疾病，是指由不同病因引起的，病程至少持续超过 6 个月以上的肝脏坏死和炎症。

病因：目前尚未明确，可能由于肝炎病毒在机体内持续起作用，有些患者也可能与自体免疫反应有关，即肝炎病毒颗粒和患者被损害的肝细胞相结合，形成抗体蛋白质复合物，不断地作用于机体，使其产生免疫反应。

病症：典型慢性肝炎的早期症状轻微且缺乏特异性，呈波动性间歇性，甚至多年没有任何症状。最常见的就是容易疲劳和胃部不适，容易被忽略，也容易被误认为是胃病；临床上经常见到隐匿性肝硬化患者，在出现肝硬化之前，没有感觉到明显不适，也没有进行常规的

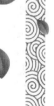

体检，在不知不觉中逐步发展成为肝硬化；偶有患者出现恶心，腹胀、黄疸，尿色深，但依据症状不能判断出慢性肝炎的严重程度。

手象：肝区位于近端横纹线和大鱼际线的交叉区域。三角区表示肝的大小（图92）。在肝区出现红、白相间的斑点，暗青色斑点或呈紫暗色三角区凸起，这说明肝大。情绪不好也可以引起肝区发暗。

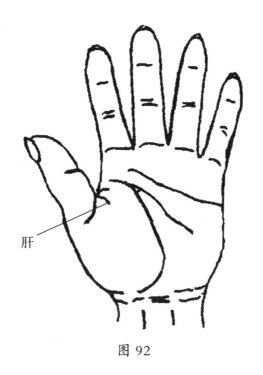

肝

图92

辨证：属于"肋痛"范畴，多见以下两类，①手诊斑点偏白，肋胀痛，苔薄，脉弦。②肝阴亏损：手诊斑点暗青，肋隐痛，舌红少苔，脉弦细数。

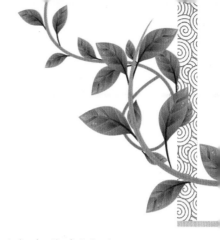

肝硬变

肝硬变是一种常见的慢性肝脏疾病，可由多种病因引起。其病理改变是肝细胞的变性和坏死，继之以弥漫的纤维化，肝实质细胞形成再生结节，肝小叶结构改建，由纤维间隔分成若干假小叶。肝组织内纤维组织增生，肝质地变硬，故称肝硬变。早期多无明显症状，晚期可发生门脉高压症、肝功能衰竭以及多系统受累的表现。

病因：肝硬化的病因有很多，在我国主要是由乙型肝炎及丙型肝炎引起。

病症：早期症状与慢性肝炎非常相似，中晚期有食欲减退、恶心、呕吐、腹水、肝脾大、上消化道出血等症状出现。肝功能减退，影响凝血因子合成，皮肤黏膜如齿龈、鼻腔可能会轻度出血。

手象：肝区有青紫色、暗青色的抟深斑点，肝大明显。大小鱼际上端呈暗红色或绛红色片状斑点，个别患者手上有"蜘蛛病"，即有一鲜红色色痣，有一中心点，由此放射出细形小支，可达一厘米，脾大。

辨证：主要根据症状辨证，早期多后肝郁脾虚；腹水已形成，则属水湿内阻；后期则久病及肾，使肾阴、阳俱虚。

慢性胆囊炎

慢性胆囊炎是胆囊壁的慢性炎症，这里是指慢性非结石性胆囊炎。

病因：与急性炎症失治、情绪刺激、饮食不节等有关。

病症：肋部疼痛，常牵涉到肩部或腰部；胃部疼痛，如上打呃、腹痛、厌油腻食物等。

手象：胆区位于大鱼际线的上三分之一左侧处（图93）。在胆区有白色或白中带红的斑点。

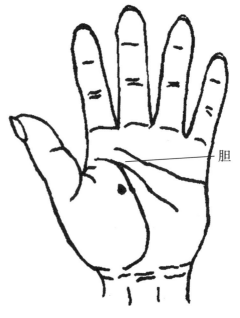

图93

辨证：属于"肋痛"范畴，多见以下两类，①气滞血癌：手诊斑点白，肝区发暗，肋胀痛或刺痛舌质暗苔薄白，脉弦或涩，②湿热：手诊斑点潮红或白亮，肋痛、腹胀，胃区手诊征象有白点，舌质红、苔黄腻，脉滑弦。

胆 囊 结 石

此病主要见于成人，女性多于男性，40岁后发病率随年龄增长而增高。

病因：胆囊结石与多种因素有关。任何影响胆固醇与胆汁酸浓度比例改变和造成胆汁淤滞的因素都能导致结石形成。个别地区和种族的人、女性激素、肥胖、妊娠、高脂肪饮食、长期肠外营养、糖尿病、高脂血症、胃切除或胃肠吻合手术后、回肠末段疾病和回肠切除术后、肝硬化、溶血性贫血等因素都可引起胆囊结石。在我国西北地区的胆囊结石发病率相对较高，可能与饮食习惯有关。

病症：早期症状不明显，可有轻微腹痛或消化不良的症状。急性期则有上腹部剧痛，黄疸、寒战发热、疼痛向右肩肿部放射，常伴有恶心和呕吐。

手象：胆区有沙砾样斑点。

辨证：属肋痛，宜疏肝利胆排石治疗。

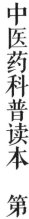

心血管系统疾病

心血管系统又称"循环系统"。由心脏、动脉、毛细血管、静脉和流动于其中的血液组成。它是一个密闭的循环管道，血液在其中流动，将氧、各种营养物质、激素等供给器官和组织，又将组织代谢的废物运送到排泄器官，以保持机体内环境的稳态、新陈代谢的进行和维持正常的生命活动。心脏能自动并在神经系统控制下发生节律性的收缩和舒张，保证血液沿一定方向循环流动。动脉连于心脏和毛细血管之间，将血液从心脏运至组织。毛细血管连于动脉和静脉之间，互相连接成网，是血液与组织间进行物质交换的部位。静脉连于毛细血管和心之间，收集血液流回心脏。

中医药科普读本 第一辑

手掌识病

高 血 压 病

　　高血压是指以体循环动脉血压增高为主要特征，可伴有心、脑、肾等器官的功能或器质性损害的临床综合征。高血压是最常见的慢性病，也是心脑血管病最主要的危险因素。正常人的血压随内外环境变化在一定范围内波动。在整体人群中，血压水平随年龄逐渐升高，以收缩压更为明显，但50岁后舒张压呈现下降趋势，脉压也随之加大。高血压病在我国成人中的患病率为3.5%～10%，平均7.8%。发病率有随年龄增长而增长趋势，50岁以上者发病率高。

　　病因：目前病因尚未明确。长期精神紧张而缺少体力活动，有高血压家族史，体重超重、饮食中含盐量高和嗜烟的人，患病率高。

　　病症：高血压的症状因人而异。早期可能无症状或症状不明显，常见的是头晕、头痛、颈项板紧、疲劳、心悸等。仅仅会在劳累、精神紧张、情绪波动后发生血压升高，并在休息后恢复正常。随着病程延长，血压明显的持续升高，逐渐会出现各种症状，如头痛、头晕、注意力不集中、记忆力减退、肢体麻木、夜尿增多、心悸、胸闷、乏力等。高血压的症状与血压水平有一定关联，多数症状在紧张或劳累后可加重，清

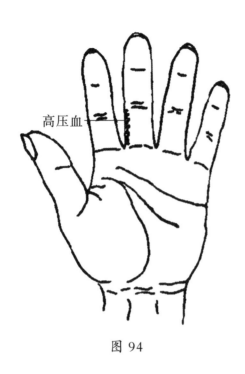

高压血

图 94

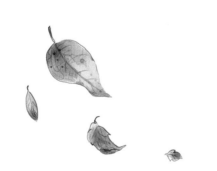

晨活动后血压可迅速升高，出现清晨高血压，导致心脑血管事件多发生在清晨。

位置：中指近掌第一节左侧的带状区域（图94）。

手象：淡白而散的斑点，一般是早期高血压，血压不高，症状较轻。偏红而黄是血压较高，症状较重者。如果指中间部发红，"脑动脉"硬化，则需要注意"中风"的倾向。

辨证：属"头痛""眩晕"范畴。辨证分型如下，①气滞肝郁：手诊斑点淡白，血压值不不高，舌苔薄白，脉弦。②肝火亢盛：手诊斑点红，血压值较高，舌红苔黄，脉弦。③阴虚阳亢：手诊斑点黄中发红，血压值较高，舌质红，苔薄，脉弦细而数。

冠状动脉粥样硬化性心脏病

冠状动脉粥样硬化性心脏病是冠状动脉血管发生动脉粥样硬化病变而引起血管腔狭窄或阻塞，造成心肌缺血、缺氧或坏死而导致的心脏病，常常被称为"冠心病"。但是冠心病的范围可能更广泛，还包括炎症、栓塞等导致管腔狭窄或闭塞。世界卫生组织将冠心病分为5大类：无症状心肌缺血（隐匿性冠心病）、心绞痛、心肌梗死、缺血性心力衰竭（缺血性心脏病）和猝死5种临床类型。临床中常常分为稳定性冠心病和急性冠状动脉综合征。患者大多数在40岁以上，男性多于女性。本病在我国不如欧美多见，但近年来似有增多之趋势。根据1973年全国22个省市普查的资料，冠心病在我国30岁以上的人群中的平均患病率为6.46%，对人民健康危害较大。

病因：目前尚未明确，但体内脂质代谢调

节紊乱和血管壁正常机能结构的破坏是发生动脉粥样硬化的主要原因。高血压，血脂异常（总胆固醇过高或低密度脂蛋白胆固醇过高、甘油三酯过高、高密度脂蛋白胆固醇过低）、超重、肥胖、高血糖、糖尿病，不良生活方式包括吸烟、不合理膳食（高脂肪、高胆固醇、高热量等）、缺少体力活动、过量饮酒，以及社会心理因素是可改变的危险因素。也与性别、年龄、家族史有关。此外，还与感染有关，如巨细胞病毒、肺炎衣原体、幽门螺杆菌等是不可改变的危险因素。冠心病的发作常常与季节变化、情绪激动、体力活动增加、饱食、大量吸烟和饮酒等有关。

病症：早期隐性冠心病，通常没有明显自觉症状。典型冠心病有胸痛、胸闷、心慌甚至呼吸困难等表现。

隐性冠心病

隐性冠心病亦称无症状性冠心病，是指中年以上患者平静时或运动后心电图有心肌缺血表现，但无临床症状，其心电图改变不能用其他原因解释（如其他各种心脏病、药物、电解质影响、贫血、内分泌障碍及自主神经功能失调等）。

位置：拇指掌指横纹中点（图95）。

手象：冠状动脉凸起、颜色发暗、硬化，形状扭曲。

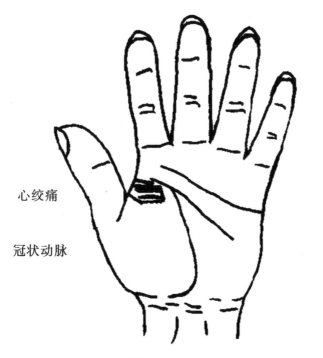

心绞痛

冠状动脉

图 95

心　绞　痛

心绞痛是一种由于冠状动脉供血不足而导致的短暂的发作性胸骨后疼痛，多见于40岁以上的男性。

病因：心绞痛的直接病因是心肌供应不足。体力劳累、情绪激动、受寒、吸烟、饱食、急性循环衰竭等为常见诱因。

病症：多表现为闷痛，压榨性疼痛或胸骨后、咽喉部紧缩感。典型发作为突然发生的，位于胸骨后或心前区的疼痛，可放射至左肩，左上肢前内侧达无名指与小指。通常为压榨性、闷胀性或窒息感的疼痛，有的伴有濒死的感觉，往往迫使患者立刻停止活动。病情若严重则会面色苍白、出汗。每次发作历时数分钟（很少超过15分钟），经休息或用硝酸盐制剂后，能迅速缓解。不典型的心绞痛，上腹部疼痛，波及颈、下颌、咽或背部。少数患者可在夜间或休息时发作。

位置：在拇指与大鱼际线起点上三分之一形成的区域。

征象：心绞痛区凹陷，并有条状凸起的黄棕色斑点。

辨证：属"真心痛"胸痹等范畴，分为三类，①心脉瘀阻：手诊区发暗青，心胸刺痛，舌质有痰点或瘀斑，脉弦或涩。②胸阳痹阻：手诊斑点黄白，胸痛每于受寒后诱发，舌苔腻，脉弦滑。③气阴两虚：手诊斑点萎黄，心痛、心悸气短，

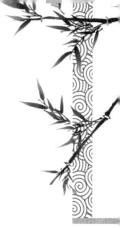

舌质淡或红，少苔，脉弱细无力或结代。

心 肌 梗 塞

心肌硬塞又称急性心肌梗死，是由于冠状动脉急性闭塞，使部分心肌因严重持久的缺血而发生局部的坏死。可并发心律失常、休克或心力衰竭，常会危及生命。患者年龄多在40岁以上，男性多于女性，发病以冬春季较多。

病因：心肌梗塞大多无明显的诱因，常在安静或睡眠时发生，部分患者发病于剧烈体力活动、精神紧张、激动、愤怒、饱餐之后。此外，寒冷刺激、老年人便秘、吸烟、大量饮酒、休克、出血与心动过速等也可能是其诱因。

病症：有剧烈而持久的胸痛，性质与部位与心绞痛相似，但更剧烈且持久，可长达数小时，或是数天，虽经休息或含服硝酸甘油亦无法缓解。患者烦躁不安，常伴有冷汗。也有部分患者无疼痛，而一开始就表现为休克或心力衰竭。有两成左右患者伴休克或心力衰竭；八成出现心律失常。另可伴有恶心、呕吐、腹胀，发热等。

位置：以右心室、左心室为多，以冠状动脉为中心点，将大鱼际平分，左侧为左心房、室；右侧为右心房、室。较上部为心房，下部为心室（占3/5）（图96）。

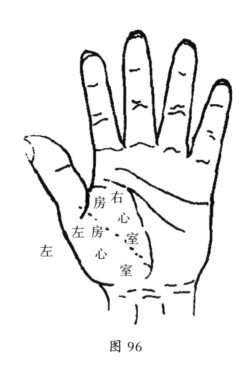

右
心
室

房
右
心

左
房
心

左

室
心

图 96

　　手象：在心区有一个圆形或椭圆形棕暗色斑点。

　　辨证：同心绞痛，在病名上稍有不同。有心律失常者属于心悸范畴。

风　湿　病

　　风湿病是一组侵犯关节、骨骼、肌肉、血管及有关软组织或结缔组织为主的疾病，其中多数为自身免疫性疾病。发病多较隐蔽而缓慢，病程较长，且大多具有遗传倾向。多见于寒冷潮湿地区，有反复发作的倾向，并可因而发生慢性风湿性心脏瓣膜病。属于中医痹证，心痹等证范畴，如伴有显著气缺、心悸、胸前不适，要参考惊悸、怔忡、喘证等进行治疗。

　　病因：病因尚未明确，主要是遗传、感染因素及变态反应。

中医药科普读本　第一辑

手掌识病

病症：发病方式不同，有的突然高热，多汗，关节红肿疼痛，有的起病缓慢，低热多汗，食欲不振，面色苍白，鼻衄，体重减轻，有时开始以心脏损害为主，或伴有关节痛与皮疹，有发热。风湿病大多有关节病变和症状，可高达80%，约50%仅有疼痛，重则红、肿、热、痛及功能受损等全面炎症表现；多为多关节受累。侵及关节大小视病种而有不同。

位置：大鱼际左侧下方三分之一区，风湿病包括全身受寒、湿等均在此反映（图97）。

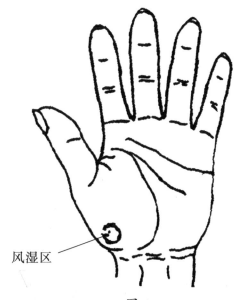

风湿区

图 97

手象：此处有青暗色斑点区域。累及各器官可出现相应器官手诊征象的变化。

辨证：以疼痛为主的，按"痹证"辨证，有寒热之分①热痹：手诊斑点青红，关节红肿灼痛、发热，舌红苔黄，脉散。②寒痹：手诊斑点青暗，关节疼痛，遇寒则加剧，舌质淡，苔白薄，脉濡迟。

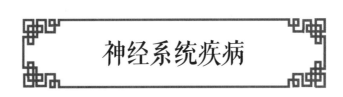

神经系统疾病

神经系统在人体生命活动中起着主导作用，它既使人体适应外界环境的变化，又能调节体内各器官的生理活动使之完整统一，从而保证机体对内、外界环境的相对平衡。神经系统疾患主要阐述中枢神经系统及周围转神经系统受损后所引起的运动、感觉、反射和内脏神经功能障碍所致的疾病。

精神病则为大脑皮层功能紊乱，为高级神经活动障碍，有思维、情感、智能、意识和行为的异常等。

神经精神病都已各自成为独立的学科。它们的诊断及治疗方法，有其特殊的方面，本节内容并不能全部概括。但为了学习方便起见，拟将常见的，手诊又相对较准确的神经精神病加以介绍。

头　痛

头痛是一种很常见的症状，各种性别、年龄的人均可以发生。

病因：头痛是临床常见的症状，通常将局限于头颅上半部，包括眉弓、耳轮上缘和枕外隆突连线以上部位的疼痛统称头痛。头痛病因繁多，神经痛、颅内感染、颅内占位病变、脑血管疾病、颅外头面部疾病以及全身疾病如急性感染、中毒等均可导致头痛。

位置：在中指近掌节顶部两侧，是头痛区域（图98）。

手象：在头区有暗红色或白色斑点。结合其他部位手诊征象以判断头痛的原因，如同时兼鼻、咽部有散在白点，可能是上呼吸道感染引起的头痛；同时有脑血管循环不好，则是血管神经性头痛；同时有高血压区的白点，则是高血压引起的头痛；同时有鼻区手诊征象，则是鼻部疾病引起的。

辨证：属"头痛"证，具体参有关各病。

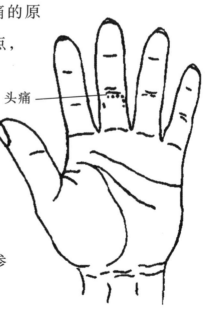

头痛

图 98

头　晕

　　头晕是一种常见的脑部功能性障碍，也是临床常见的症状之一。为头昏、头胀、头重脚轻、脑内摇晃、眼花等的感觉。头晕可由多种原因引起，最常见于发热性疾病、高血压病、脑动脉硬化、颅脑外伤综合征、神经症等。此外，还见于贫血、心律失常、心力衰竭、低血压、药物中毒、尿毒症、哮喘等。抑郁症早期也常有头晕。头晕可单独出现，但常与头痛并发。头晕伴有平衡觉障碍或空间觉定向障碍时，患者感到外周环境或自身旋转、移动或摇晃。偶尔头晕或因体位改变而头晕不会有太大的问题，如果长时间头晕，可能是重病的先兆，应引起重视。

　　位置：中指近掌节的顶部中点（图99）。

　　手象：有凸起的黄棕色"老茧"样横条状斑点。

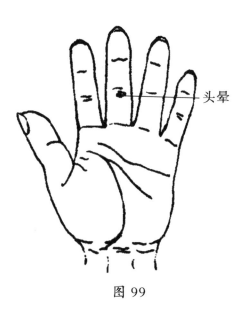

图99

神 经 衰 弱

神经衰弱是神经症中的一种。是一种以慢性疲劳、情绪不稳、自主神经功能紊乱、突出的兴奋和疲劳为其临床特征，并伴有躯体症状和睡眠障碍的神经症。在中医学中属"惊悸""不寐""喜忘"等病症范畴。

病因：神经衰弱是由于长期的思虑过度或精神负担过重，脑力劳动者劳逸结合不当，病后体弱等原因引起的。中医认为此病与情志内伤、劳神过度或大病久病之后，心肾亏虚，气血不足等有很大关系。

病症：神经衰弱的症状主要有心情烦躁、易怒、注意力不集中、记忆力减退、失眠多梦等，此病会影响正常的生活和工作。其中主要病症是失眠，入睡困难，稍睡即醒，再难入睡，次日精神良好，也感觉不到疲劳。易激动，有心悸、心脏部位的疼痛、出汗、头痛，或血压暂时的波动。也会出现嗜睡多梦、休息效率低、疲乏无力、萎靡不振、记忆力减退、食欲不振、消瘦、出汗、心脏部疼痛、肠胃道机能失调、性机能减退等症状，患者总是疑虑不安或是疑病妄想，害怕自己得了某种不治之症。

位置：在食指近掌节的两侧，左为失眠，右为惊恐、多梦。掌上对应处为疲劳、困乏（图100）。

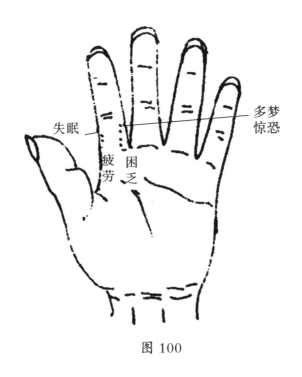

失眠

多梦
惊恐

疲劳　困乏

图100

手象：在该区出现花白色、暗红色或黄色凸起斑点。

辨证：属于"不寐"等证，辨证有三类，①肝阳上亢：手诊斑点红，失眠，烦躁，舌红苔薄白，脉弦。②气血虚弱：手诊斑点淡白偏黄，失眠，乏力，精神萎靡不振，舌淡、苔薄白，脉细弱。③肾虚：手诊斑点萎黄不泽，失眠，头晕耳鸣健忘，舌淡苔少，脉沉细。

中医药科普读本　第一辑

手掌识病

其他疾病

腰痛（腰腿痛）

腰疼是患者自觉腰部一侧或两侧疼痛，或疼痛连及背脊，或疼痛引发少腹，或痛感连及股髀，或牵引腿部疼痛的一种病症。

位置：远端横纹线起点。无名指、小指的对应部分。以无名指、小指指缝平分线为界，右边对应右腰，左边对应左腰（图101）。

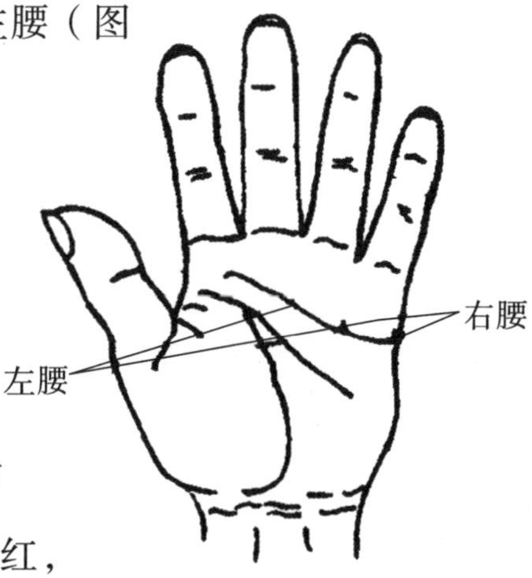

手象：腰区有暗黄色或白色的斑点。

辨证：属"腰痛"证范畴。辨证分为三类，①湿热腰痛：手诊斑点白、红，腰灼痛，舌红，苔黄腻，脉滑数。②血瘀：手诊斑点暗红，腰刺痛如针扎，舌质紫暗或有瘀斑，脉涩。

右腰

左腰

图 101

149

③肾虚：手诊斑点暗黄不泽，腰酸痛，喜温喜按，舌淡苔少，脉细。

肩 周 炎

　　肩周炎是指发生于肩关节及其周围软组织，以关节疼痛和活动障碍为主的一种综合征。肩周炎实际上也是一种老化现象，它与肩周围组织退行性变、劳损等因素有关，以单侧发病为多见，好发于50岁左右的人。一般女性发病率比男性要高，且右肩发病率大于左扇。体力劳动者多发，病程漫长，少则数月，多则可达1～2年，但此病通常可以自愈。

　　病因：肩周炎多因肩关节及其周围软组织受寒着凉、风寒湿邪侵入所致。此病早期多见单肩或偶见双侧肩部酸痛，或窜痛至背部，遇温痛减，遇寒痛增。

　　病症：常感肩部酸楚疼痛，多数呈慢性，晚间加重，活动不利，有僵硬感，局部怕冷。病情严重后疼痛向颈项及上肢部扩散，肩关节运动障碍日渐加重。功能障碍早期是因疼痛导致的，晚期是因肩关节周围广泛粘连导致的。后期常有肩峰突起、上举不便、后弯欠利的临床表现，肩部肌肉可有痉挛或萎缩等现象，肩关节周围广泛粘连而形成"冻结肩"，使一切肩部活动均受限，此时疼痛反而不明显。

　　位置：左肩是手掌食指根部至大鱼际线起点之间的区域；右肩是掌上小指根部至感情线起点的区域（图102）。

中医药科普读本 第一辑

手掌识病

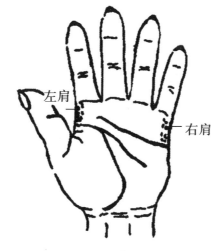

左肩

右肩

图 102

手象：有白色、暗红色、花白色的斑点，偏黄则病程长。

颈 椎 病

颈椎病是一种以退行性病理改变为基础的疾病，是颈椎骨关节炎、增生性颈椎炎、颈椎间盘突出症的总称。

病因：颈椎病通常是神经根受到刺激和压迫而引发的疾病。从中医上讲，属于颈部"伤筋"，主要是积劳成伤、气血阻滞、伤损肝肾，使经脉失养、筋骨失利所导致的。长期低头工作，姿势不当或者快速冲撞所造成的颈部伤害等急慢性损伤、颈椎退化改变、颈部外伤和慢性酸痛，是引起颈椎病的主要因素。

病症：主要症状是头、颈、肩、背、手臂酸痛，脖子僵硬，活动受限。肩背部沉重，上肢无力，手指发麻，手握物无力，可有眩晕或心悸。

位置：手掌背面，第一掌指关节处（图 103）。

手象：颈椎区有凸或黄棕色斑点。

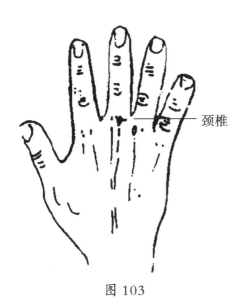

颈椎

图 103

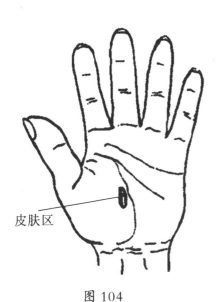

皮肤区

图 104

辨证：一般用非药物疗法。

皮　肤　病

皮肤病是发生在皮肤和皮肤附属器官疾病的总称。皮肤是人体最大的器官，皮肤病不但有许多种，而且很多种内脏发生的疾病也可以在皮肤上有表现。

位置：大鱼际处，大鱼际线中三分之一所包绕的三角弧形区域（图104）。

手象：发白或有白色凸起，是皮肤瘙痒或荨麻疹。浅咖啡色或有成片暗色凸起，一般为湿疹、皮炎。黄中带暗，为皮肤过敏。暗色或浅暗紫色在皮下深处，为血小板减少性紫斑。有一条一条的并列凸起的横条，为脚气。

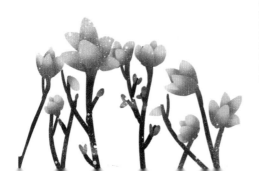

眼　病

眼科的全称是"眼病专科"，是研究发生在视觉系统，包括眼球及与其相关联的组织有关疾病的学科。眼科一般研究玻璃体、视网膜疾病，眼视光学，青光眼和视神经病变，白内障等多种眼科疾病。

位置：手掌上中指下方鼻的两侧区域（图 105）。

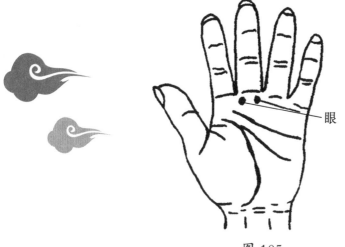

眼

图 105

手象：一般手诊出现白色或稍微鼓起，是眼有炎症，如砂眼等；手诊斑点呈红色，一般是充血性炎症如红眼病。有黄色或淡咖啡色带尖的小点，说明血底曾出过血。眼区手诊征象凹陷，一般为视力差，加近视等；若眼区手诊斑点灰暗，一般是花眼或散光；若凹陷同时色暗青，多为视神经萎缩，视网膜功能不好。

另外，有些疾病，如内分泌系统的糖尿病、甲状腺功能亢进，造血系统的再障性贫血、白血病等一些常见病，手诊目前尚无较成熟的经验，故本篇中暂不作介绍。

后　记

本套书在编写过程中，参阅了大量的相关著作、文章等，其中涉及很多名家医案、医方、歌诀、杂记、传说、故事等。对于部分入选的医方、歌诀等内容因未能与原作者取得联系，谨致以深深的歉意。敬请本书入选的医方、歌诀等的原作者及时与我们联系，以便我们支付给您稿酬并赠送样书。

同时我们欢迎广大医学研究者、爱好者提出宝贵的建议，踊跃荐稿。

联系人：刘老师

电话：0431-86805559

地址：吉林省长春市春城大街 789 号

邮编：130062

邮箱：359436787@qq.com